Katharina Brinkmann
Nicolai Napolski

DAS **IMPINGEMENT SYNDROM** DER SCHULTER

Bibliografische Information der Deutschen Nationalbibliothek
Die Deutsche Nationalbibliothek verzeichnet diese Publikation in der Deutschen Nationalbibliografie. Detaillierte bibliografische Daten sind im Internet über https://dnb.de abrufbar.

Wichtige Hinweise
Sämtliche Inhalte dieses Buchs wurden – auf Basis von Quellen, die die Autoren und der Verlag für vertrauenswürdig erachten – nach bestem Wissen und Gewissen recherchiert und sorgfältig geprüft. Trotzdem stellt dieses Buch keinen Ersatz für eine individuelle Fitnessberatung und medizinische Beratung dar. Wenn Sie medizinischen Rat einholen wollen, konsultieren Sie bitte einen qualifizierten Arzt. Der Verlag und die Autoren haften für keine nachteiligen Auswirkungen, die in einem direkten oder indirekten Zusammenhang mit den Informationen stehen, die in diesem Buch enthalten sind.

Ausschließlich zum Zweck der besseren Lesbarkeit wurde auf eine genderspezifische Schreibweise sowie eine Mehrfachbezeichnung verzichtet. Alle personenbezogenen Bezeichnungen sind somit geschlechtsneutral zu verstehen.

Für Fragen und Anregungen
info@m-vg.de

4. Auflage 2025

Türkenstraße 89
80799 München
Tel.: 089 651285-0

Redaktion: Matthias Michel
Umschlaggestaltung: Manuela Amode, München
Umschlagabbildung: Shutterstock/MDGRPHCS

Alle Fotos im Innenteil von squaredotmedia GbR, www.squaredot.media, außer: Shutterstock: Alila Medical Media: 11, 12; Designua: 10; fotolehner: 37; Lisovskaya_Natalia: 22; MDGRPHCS: 6, 8, 26; megastocker: 28; muzsy: 17; Realstock: 24; Roman_Stetsyk: 35, studiofla-ra: 36 Thomas Armbrecht: 49 re. und li., 63 re. und li.

Layout: Katja Muggli, www.katjamuggli.de, Manuela Amode
Satz: Daniel Förster, Belgern; Andreas Linnemann, München
Druck: GGP Media GmbH, Pößneck
Printed in Germany

ISBN Print 978-3-7423-0500-8
ISBN E-Book (EPUB, Mobi) 978-3-7453-0033-8

Katharina Brinkmann
Nicolai Napolski

DAS **IMPINGEMENT SYNDROM** DER SCHULTER

Einfache und effektive Techniken gegen akute und chronische Schmerzen

riva

Inhalt

Anhang

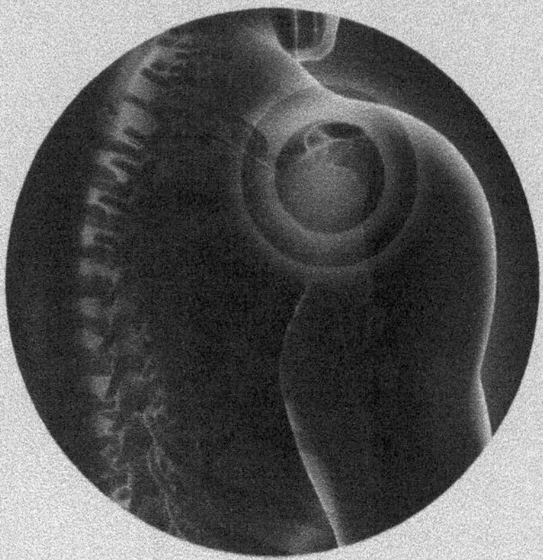

Schulterschmerzen – eine persönliche Krankengeschichte

Glaubt man der Statistik, so leidet inzwischen jeder zehnte Deutsche unter Schulterschmerzen. Zu den häufigsten Ursachen gehören entzündete Sehnen. Auch ich, Nicolai Napolski, hatte jahrelang, ohne es zu wissen, mit einem Engpasssyndrom und einer Sehnenansatzerkrankung zu kämpfen, die letztlich dazu führten, dass ich im April 2014 an der Schulter operiert werden musste. Hätte ich mich früher und intensiver mit meinen Verletzungen auseinandergesetzt, wäre mir diese Operation vermutlich erspart geblieben.

Als begeisterter Sportler habe ich meine Schultergelenke unbewusst häufig extremen Belastungen ausgesetzt. Dazu zählten zahlreiche Stürze während meiner Zeit als aktiver Snowboarder, aber genauso die verschleißende Überkopfbewegung beim Sportklettern. Hinzu kam außerdem die typische Schreibtischfehlhaltung durch mein vieles arbeitsbedingtes Sitzen vor dem Computerbildschirm. Verletzungen, Entzündungen und Verschleißerscheinungen bis hin zu chronischen Schmerzen waren und sind die Folge. Bedingt durch diese Schulterschmerzen musste ich damals nicht nur komplett auf den Sport verzichten, sondern war auch im Alltag sehr stark eingeschränkt. Ich bin nachts ständig aufgewacht. Leichte Bewegungen, wie der Griff nach einem Glas Wasser oder das Anziehen einer Jacke, führten zu heftigen Stichen in der Schulter. Ich war übermüdet und frustriert.

Als Chefredakteur eines großen deutschen Sportmagazins hatte ich das Glück, Fachleute kennenzulernen, die mir mit ihren Methoden geholfen haben, nahezu schmerzfrei zu werden, sodass ich inzwischen sogar wieder Klettern und Bouldern betreiben kann.

Dafür bin ich sehr dankbar und freue mich, Ihnen zusammen mit meiner Kollegin Katharina Brinkmann dieses Wissen weitergeben zu dürfen.

Wir wünschen Ihnen eine nutzbringende Lektüre und alles Gute!

Nicolai Napolski und Katharina Brinkmann

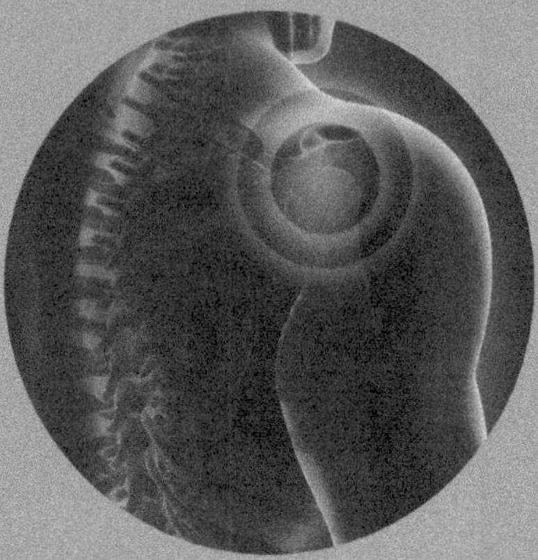

DAS SCHULTERIMPINGEMENT – SYMPTOME, URSACHEN, MASSNAHMEN

Die Schulter – einmalig, aber sehr komplex

In einem Punkt sind sich alle Sporttherapeuten, Trainer und Mediziner wohl einig: Die Schulter ist ein faszinierend komplexer Teil unseres Körpers. Zudem ist es das Gelenk mit dem größten anatomischen Bewegungsspielraum, aber gleichzeitig auch das Gelenk mit der geringsten knöchernen Führung. Vergleicht man zum Beispiel Hüft- und Schultergelenk miteinander – bei beiden Gelenken spricht man von einem Kugelgelenk –, sieht man, dass bei der Hüfte viel mehr knöcherne Struktur vorhanden ist. Diese fehlende knöcherne Führung im Schultergelenk ermöglicht zwar einerseits einen sehr großen Bewegungsradius, führt aber andererseits zu einer enorm hohen Verletzungsanfälligkeit. Daher muss das Gelenk durch einen sehr komplexen Apparat, bestehend aus verschiedenen Muskelgruppen und Sehnen, kompensiert werden. Eine zentrale Rolle spielt hier die sogenannte Rotatorenmanschette (Seite 12 ff.), eine Gruppe aus vier Muskeln. Nur wenn ein präzises Zusammenspiel aus Schulterblatt, Oberarmkopf und der richtigen Mechanik der Brustwirbelsäule gewährleistet ist, kann unsere Schulter optimal funktionieren. Bedingt durch diese Komplexität ist die Schulter leider sehr »fehleranfällig«, denn jede Dysbalance im Gesamtkonstrukt kann Entzündungsmechanismen in Gang setzen, die zu den bekannten Schulterschmerzen führen. Leider versuchen immer noch viele Ärzte, die Symptome, also die auftretenden Schmerzen, zu beheben, nicht aber die Ursache zu finden. Die vorgestellten Übungen ab Seite 38 sind dagegen ganz klar darauf ausgerichtet, das Zusammenspiel aller beteiligten Faktoren zu optimieren und nachhaltig für eine stabile und gesunde Schulter zu sorgen.

Der anatomische Aufbau der Schulter

Das Schultergelenk ist das beweglichste Gelenk des menschlichen Körpers und kann über 1000 unterschiedliche Positionen einnehmen. Sein Bewegungsumfang umfasst beinahe mühelos alle drei Achsen des Raumes. Im Allgemeinen spricht man zwar von »der Schulter«, doch sollte man wissen, dass die Schulter aus fünf Gelenken besteht: dem Hauptgelenk und vier Nebengelenken. An jeder Bewegung der Schulter sind diese Gelenke mehr oder weniger stark beteiligt. Kommt es an einem der Gelenke zu einer Funktionsstörung, können akute, aber auch chronische schmerzhafte Entzündungen die Folge sein. Die häufigsten Schmerzen treten durch eine Verengung im Glenohumeralgelenk, dem Schulterhauptgelenk, auf.

Die knöchernen Teile der Schulter
Das Schulterhauptgelenk besteht im Wesentlichen aus drei Knochen, und zwar aus:

1. Schulterblatt *(Scapula)*
2. Schlüsselbein *(Clavicula)*
3. Oberarmknochen *(Humerus)*

Die Schulter ist ein Kugelgelenk, das von Muskeln, Bändern und Sehnen zusammengehalten wird und den Oberarmknochen mit dem Schulterblatt und dem Schlüsselbein verbindet. Die zentralen Bausteine bilden dabei der Oberarmkopf (Humeruskopf) und die Gelenkpfanne. Die Kugel des *Humerus* ist im Verhältnis zur Gelenkpfanne viel größer. Genauer gesagt, umfasst die Pfanne nur ein Drittel des Oberarmkopfes. Damit der Humeruskopf jedoch in der Pfanne bleibt, umgeben mehrere Muskeln die Schulter.

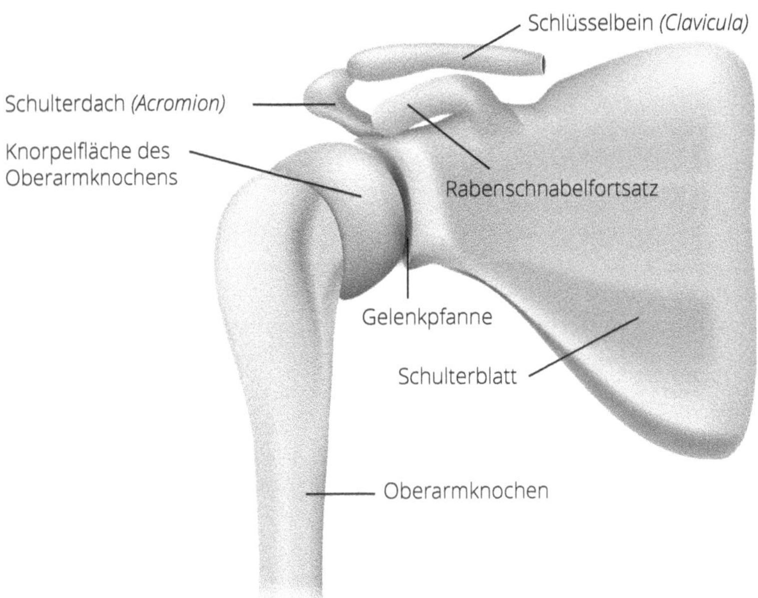

Es ist deutlich zu erkennen, dass die Gelenkpfanne relativ wenig Platz für den großen Kopf des Oberarmknochens bietet.

Haupt- und Nebengelenke der Schulter

1. Das Schulterhauptgelenk (Glenohumeralgelenk) wird von Gelenkpfanne *(Glenoid)* und dem kugeligen Teil des Oberarmknochens, dem Oberarmkopf *(Humerus)*, gebildet. Die Mulde für die Gelenkpfanne befindet sich am Schulterblatt *(Scapula)*.
2. Das erste der vier Nebengelenke ist das Acromioclaviculargelenk, kurz: AC-Gelenk, auch Schultereckgelenk genannt. Es liegt zwischen dem seitlichen Ende des Schlüsselbeins *(Clavicula)* und dem oberen Ende des Schulterblatts, dem sogenannten Schulterdach *(Acromion)*.
3. Das zweite Nebengelenk ist das Sternoclaviculargelenk (Brustbein-Schlüsselbein-Gelenk) und befindet sich zwischen dem mittleren Ende des Schlüsselbeins und dem Brustbein *(Sternum)*.
4. Das Subacromialgelenk, das dritte Nebengelenk, wird auch als subacromialer Raum bezeichnet, da es den Gleitraum zwischen Schulterdach und Oberarmkopf darstellt und sich aus zwei Schleimbeuteln zusammensetzt.
5. Das vierte Nebengelenk, das Skapulothorakalgelenk, ist die Gleitfläche zwischen Schulterblatt und Brustkorb *(Thorax)*.

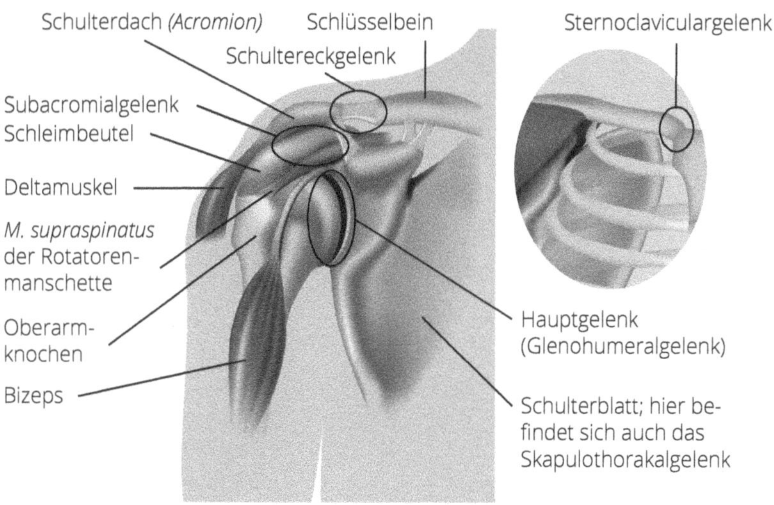

Neben Haupt- und Nebengelenken ist auch die Lage des Schleimbeutels und des M. supraspinatus *zwischen Schulterdach* (Acromion) *und Oberarmknochen ersichtlich.*

Die Rolle der Rotatorenmanschette
Die Führung und Stabilisierung der Schulter erfolgen durch die Rotatorenmanschette. Sie besteht aus den folgenden vier Muskeln:

1. *Musculus infraspinatus* (Untergrätenmuskel)
2. *Musculus supraspinatus* (Obergrätenmuskel)
3. *Musculus subscapularis* (Unterschulterblattmuskel)
4. *Musculus teres minor* (kleiner Rundmuskel)

Die Muskeln der Rotatorenmanschette sorgen zusammen mit dem *Ligamentum coracohumerale*, einer starken Bandverbindung, für die Zentrierung des Oberarmknochens im Schultergelenk und somit für dessen Stabilität, Mobilität und Kraft.

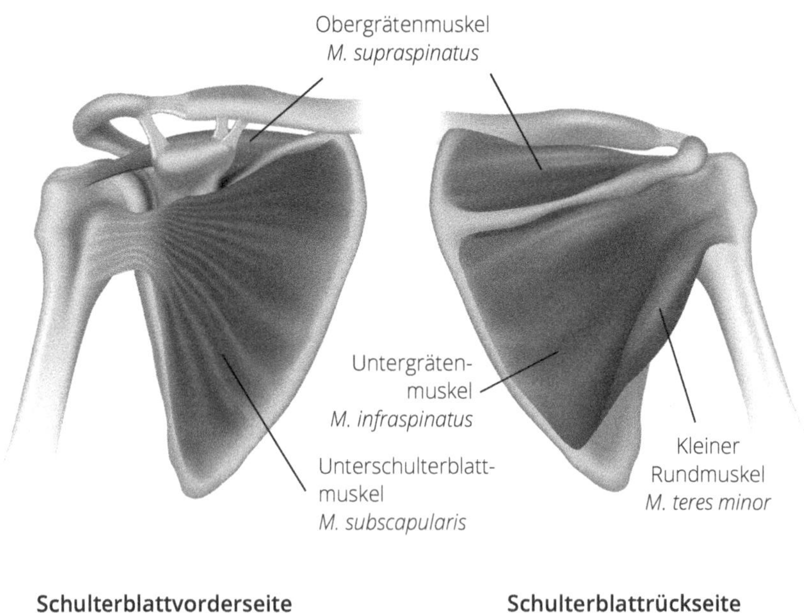

Bei der Muskulatur der Rotatorenmanschette ist gut zu sehen, wie der Obergrätenmuskel (M. supraspinatus) *zwischen Schulterdach und Oberarmknochen verläuft.*

Stellen Sie sich die Rotatorenmanschette als eine Hülle aus Muskeln und Sehnen vor, die über dem Schultergelenk liegt und somit das Schulterhauptgelenk umgibt. Diese Hülle sorgt für eine schmerzfreie Bewegung, aber stabilisiert gleichzeitig das Gelenk, indem sie den Oberarmkopf in der Gelenkpfanne hält. Ist ein Teil dieser Muskelgruppe verletzt, können bestimmte Bewegungen sehr schmerzhaft sein. Die häufigste Verletzung in diesem Zusammenhang ist wohl die Entzündung der Supraspinatussehne. Man spricht dann vom sogenannten Impingement-Syndrom der Schulter oder dem Engpasssyndrom. Vereinfacht ausgedrückt bedeutet das Folgendes: Wird es im Schultergelenk aufgrund von Fehlhaltungen oder Verletzungen in der Rotatorenmanschette zu eng, tritt eine Reizung der Supraspinatussehne auf. Gelegentlich kommt es vor, dass sich auch einer der vier Schleimbeutel, die die Schulter umgeben, entzündet, denn Sehne und Schleimbeutel liegen zwischen Oberarmkopf und Schulterdach und werden förmlich »abgeklemmt«.

Schleimbeutelentzündung an der Schulter

Info

Der Begriff *Bursa* stammt aus dem Lateinischen und bedeutet Tasche, Beutel. Ein Schleimbeutel *(Bursa synovialis)* dient als Puffer zwischen mechanisch belasteten Körperregionen. Sie kommen neben der Schulter beispielsweise im Knie oder Ellenbogen, an den Hüften oder in den Sprunggelenken vor und üben eine Schutzfunktion aus, indem sie den Druck und die Reibung zwischen Sehne, Muskel, Knochen und Haut reduzieren. In der Schulter gibt es vier Schleimbeutel. Diese liegen:

- zwischen dem Schulterdach *(Acromion)* und dem Oberarmkopf
- unter dem Rabenschnabelfortsatz, einem hakenförmigen Knochenvorsprung des Schulterblatts,
- vor dem Unterschulterblattmuskel,
- unter dem Deltamuskel.

Am häufigsten ist der Schleimbeutel zwischen Schulterdach und Oberarmkopf von einer Reizung betroffen, wodurch es zu äußerst unangenehmen Schmerzen kommen kann. Man spricht dann von der Bursitis subacromialis. Neben den Übungen ab Seite 38 helfen im Akutfall Kälte und entzündungshemmende Schmerzmittel.

Ursachen und Folgen des Schulterimpingements

Unter Impingement versteht die Medizin im Allgemeinen eine schmerzhafte Einklemmung (englisch *to impinge = aufprallen, auftreffen)* von Weichteilen (Sehnen oder Kapselanteile) innerhalb eines Gelenkspalts. Diese führt zur Einschränkung der Gelenkmobilität und wird in der Regel durch degenerative Veränderungen ausgelöst. Obwohl das Impingement-Syndrom der Schulter sehr schmerzhaft sein kann, zögern viele Menschen eine Therapie viel zu lange hinaus. Wird das Engpasssyndrom zu spät behandelt, kann es zu einer chronischen Sehnenreizung beziehungsweise zu einer chronischen Entzündung der Supraspinatussehne kommen. Dieser Zustand endet im schlimmsten Fall mit einem Riss der Rotatorenmanschette oder anderen schwerwiegenden Verschleißerscheinungen, wie einer Schulterarthrose, die aber im Vergleich zu Knie und Hüfte glücklicherweise eher selten auftritt.

Als Ursachen für das Impingement-Syndrom kommen verschiedene Sachverhalte infrage, und Mediziner unterscheiden verschiedene Einklemmungstypen an der Schulter. Wir konzentrieren uns hier auf das sogenannte subacromiale Impingement, das mit Abstand am häufigsten auftritt. Dabei kommt es wie bereits erwähnt zu einer Entzündung der Supraspinatussehne, häufig in Kombination mit einer Entzündung des Schleimbeutels unter dem Schulterdach. Daher der Begriff »subacromial«, der »unterhalb des Schulterdachs« bedeutet. Betrachtet man die genaueren Ursachen, unterscheidet man primäres und sekundäres Impingement. Ersteres ist eine Veränderung der knöchernen Strukturen, also der mechanischen Faktoren. Dazu gehören

- Fehlstellungen nach einem Knochenbruch,
- ein Knochensporn am Schultereckgelenk oder Schulterdach,
- Osteophyten (Auswucherungen am Knochen),
- eine abnormale Form des Schulterdachs, beispielsweise eine zu starke Neigung.

Das sekundäre Impingement ist oftmals bedingt durch Fehlhaltungen, wie sie oft am Arbeitsplatz geschehen, und muskuläre Dysbalancen, etwa durch übermäßiges und falsches Training. Die Folgen sind:

- eine Ruptur der Rotatorenmanschette,
- eine Schleimbeutelentzündung,
- Kalkeinlagerungen.

Das heißt, wird der Oberarmkopf durch eine Dysbalance der Rotatorenmanschette nicht richtig fixiert, kommt es zu einer schmerzhaften Reizung bis hin zur chronischen Entzündung oder sogar einem Sehnenabriss, der sogenannten Ruptur der Rotatorenmanschette.

Symptome frühzeitig behandeln lassen

Ist man von einem Impingement-Syndrom der Schulter betroffen, tritt bereits im Frühstadium ein akut einsetzender Schmerz auf, der vor allem bei Überkopfbewegungen sehr unangenehm werden kann. Gerade nachts ist das Liegen auf der betroffenen Schulter kaum möglich. Einfache Bewegungen wie der Griff nach einem Glas Wasser, das Anziehen eines Pullovers oder Autofahren können schnell zu schwierigen Aufgaben werden. Um dauerhafte beziehungsweise chronische Beschwerden in der Schulter zu vermeiden, gilt deshalb: Ist das Schulterimpingement erst einmal diagnostiziert, sollte man sofort mit einer entsprechenden Therapie beginnen! Je früher Gegenmaßnahmen eingeleitet werden, desto schneller und unkomplizierter ist die Chance auf eine vollständige Wiederherstellung der betroffenen Schulter. Als besonders wirksam haben sich, wie im praktischen Teil ab Seite 26 ausführlich beschrieben, die Mobilisation und Dehnung von Brust und Schulter in Kombination mit einer langfristigen Kräftigung der Rotatorenmanschette erwiesen.

Gängige Tests beim Schulterimpingement

Painful-Arc-Test

Grundlage ist hier das angesprochene Einklemmen von Weichteilen oder Sehnenmaterial im Schultergelenk. Der Test dient in erster Linie als Nachweis des subacromialen Impingements. Als *painful arc* (schmerzhafter Bogen) bezeichnet man Schmerzen, die beim Abspreizen des Arms zwischen 60 und 120 Grad auftreten. Außerhalb davon ist die Bewegung häufig schmerzfrei. Treten die Schmerzen bei über 120 Grad auf, sprechen sie eher für eine Pathologie im AC-Gelenk, das sich zwischen Schlüsselbein und Acromion befindet. Dies könnte zum Beispiel für eine Arthrose sprechen.

Neer-Test

Der Neer-Test dient ebenfalls der Prüfung eines subacromialen Schulterimpingements. Dabei streckt der Patient den Arm nach vorn aus und dreht die Hand und den Unterarm maximal nach innen ein (Pronation). Ein Arzt oder Therapeut fixiert nun mit einer Hand das Schulterblatt, mit der anderen Hand hebt er den gestreckten Arm an. Der Test ist positiv, wenn beim Anheben des Arms zwischen 90 und 120 Grad Schmerzen auftreten. Außerdem sollte es bei einer zusätzlichen Außenrotation des Arms zu einer Schmerzreduktion kommen, da dann eine geringere Einklemmungsgefahr unter dem Schulterdach besteht.

Jobe-Test

Beim Jobe-Test streckt der Patient den Arm auf Schulterhöhe nach vorn aus, sodass der Arm um 90 Grad angehoben ist. Die Handfläche ist nach innen rotiert, der Daumen zeigt nach unten. Kann der Patient den Arm selbstständig halten, erfolgt nun ein Gegendruck durch Arzt oder Therapeut von oben auf den Oberarm: Der Patient soll nun gegen den Widerstand von oben mit seinem Arm dagegendrücken und versuchen, den Arm in seiner Position zu halten. Treten dabei Schmerzen auf, ist auch hier der Test positiv.

Hawkins-Test

Hier wird der nach vorn gestreckte und im Ellbogengelenk um 90 Grad angewinkelte Arm passiv vom Untersuchenden nach oben rotiert, ähnlich wie bei einer Scheibenwischerbewegung. Dadurch wird der Raum zwischen den beiden Oberarmhöckern, den Vorsprüngen des Oberarmknochens, zwischen denen sich die Rille für die darinliegende Bizepssehne befindet, und dem Schulterdach weiter verkleinert. Treten Schmerzen am oberen Ende der Rotationsbewegung auf, fällt der Test positiv aus und es kann ein Impingement-Syndrom vorliegen.

Das Schulterimpingement im Sport

Auch Sportler bleiben vom Schulterimpingement nicht verschont. Im Gegenteil – die hohen Belastungen für Muskeln, Sehnen und Bänder in Kombination mit ständigen Überkopfbewegungen führen häufig zu Problemen im Schulterbereich.

Überkopf- und Wurfsportarten

Chronische Schulterschmerzen sind leider eine weit verbreitete Problematik bei Überkopf- und Wurfsportarten wie Handball, Schwimmen, Tennis oder Volleyball. Ursache dafür sind meist das muskuläre Ungleichgewicht in Form einer Dysfunktion und Schwäche der außenrotatorisch wirkenden Anteile der Rotatorenmanschette sowie eine insuffiziente Schulterblattstabilisation.

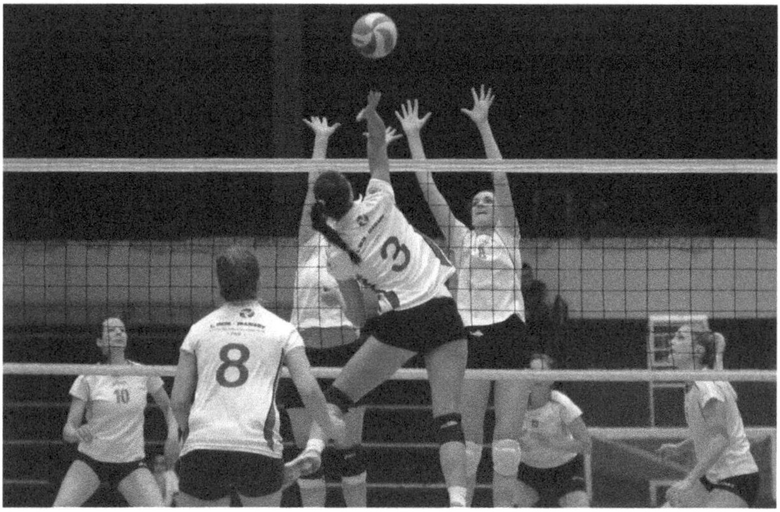

Überkopfsportler wie hier diese Volleyballerinnen haben besonders oft mit Schulterproblemen zu kämpfen.

Langfristig verändern diese Dysbalancen das natürliche Bewegungsmuster der Schulter, was zu Über- und Fehlbelastungen führt und nicht selten mit chronischen Schmerzen und Leistungsverlust verbunden ist.

Um ein Verständnis dafür zu bekommen, warum unsere Schultern bei starken Belastungen so verletzungsanfällig reagieren, werfen wir einen Blick zurück auf unsere Vorfahren. Der aufrechte, zweibeinige Gang des *Homo sapiens* hat sich erst vor circa 7 Millionen Jahren entwickelt. Unsere nahen Verwandten, die Menschenaffen wie etwa die Schimpansen und Bonobos, bewegen sich auf allen vier Extremitäten fort. Das ist eine ganz andere Belastung, wenn man bedenkt, dass wir die Arm-Schulter-Verbindung primär für feinmotorische Bewegungsabläufe nutzen. Die Fähigkeit zum effektiven Werfen, präzise und mit hoher Geschwindigkeit, entwickelte sich erst durch die veränderten Anforderungen. In der Folge kam es auch zu anatomischen Veränderungen, die dem Schultergelenk mehr Bewegungsradius ermöglichen und den Bewegungsspielraum zwischen Schulter und Becken lockerten. Durch die aufrechte Haltung kann die kinetische Energie um ein Vielfaches besser durch den Körper transferiert werden als beim Vierfüßler. Unser Oberkörper kann um einiges weiter rotieren, und die Außenrotationsfähigkeit des Schultergelenks hat sich ebenfalls deutlich erhöht. Ein Vergleich: Dem *Homo sapiens* ist es möglich, mit einer Wurfgeschwindigkeit von bis zu 140 km/h zu werfen. Ein Schimpanse kommt maximal auf 30 km/h. Unsere Wurftechnik ist durch den evolutionär bedingten Wandel extrem effektiv geworden, für die kapsulären und muskulären Strukturen jedoch stellt sie eine große Belastung dar.

Beim Werfen ist der Arm in der Ausholbewegung maximal gestreckt und nach außen rotiert. Für das Schulterblatt bedeutet dies eine komplexe, dreidimensionale Bewegung (Außenrotation, Kippung nach hinten und aufwärts gerichtete Rotation), um die Kräfte vom Arm in Rumpf optimal zu übertragen. In der darauffolgenden Wurfphase wird der Arm blitzartig nach innen gedreht. Insbesondere entsteht hierbei eine Überdehnung der vorderen Gelenkkapsel (Ausholbewegung) und eine gleichzeitige Verkürzung der hinteren Kapsel (Wurfphase), was auf Dauer zu einem Ungleichgewicht der Kräfte im Schultergelenk führt. Aus präventivmedizinischer Sicht ist ein gezieltes Dehnungs- und Ausgleichstraining mehr als empfehlenswert. Deshalb sollten:

- verkürzte Strukturen gedehnt,
- die Schulterblattmuskulatur gestärkt,
- die Rotatorenmanschette gekräftigt werden.

Wie dem Impingement-Syndrom vorgebeugt werden kann

Aufgrund von Fehlhaltung durch zu viele sitzende Tätigkeiten und eine zunehmende Bewegungsarmut wird das Zusammenspiel aller wichtigen Faktoren aus dem Gleichgewicht gebracht. Regelmäßiges Krafttraining der Rotatorenmanschette in Kombination mit Mobilitäts- und Faszienübungen minimieren das Risiko, an einem Engpasssyndrom der Schulter zu erkranken. Wenn wir unsere Gelenke nicht im dafür vorgesehenen Bewegungsumfang nutzen, verlieren sie zunehmend an Beweglichkeit und versteifen. Fehlt Mobilität, dann leiden darunter die gesamte Bewegungsdynamik und Funktionalität der Schulter.

Faszien stellen das Bindegewebe dar und durchziehen den kompletten Körper. Sämtliche Muskeln sind von Faszien umgeben, um sie in ihrer Form zu halten. Verkleben sie, kann dies zu Verspannungen und Schmerzen füh-

ren. Eine Eigenmassage mit Faszienrolle (Foamroller) und Faszienkugel löst diese Verklebungen, reduziert Verspannungen und lindert Schmerzen.
Bei einer Faszienbehandlung der Rotatorenmanschette sollte unbedingt beachtet werden, dass diese durch die zunehmende Schultertätigkeit nicht überlastet wird. Eine wöchentliche Steigerung des Trainingspensums um nicht mehr als zehn Prozent kann ein Verletzungsrisiko deutlich senken. Gerade Überkopfsportler sollten die Rolle der sogenannten kinetischen Kette nicht außer Acht lassen, raten beispielsweise die Schulterexperten von Trainingsworld, wie Dr. Simon Kemp in diesem Zusammenhang am Beispiel eines Tennisaufschlags erläutert: »Der Kraft, die beim Tennisaufschlag von der Schulter entwickelt wurde, ging eine Energieerzeugung von Rumpf, Rücken und Beinen voraus. Die Muskelmasse der Schulter ist verhältnismäßig gering. Wenn unzureichend viel Kraft von den vorangegangenen Gliedern der kinetischen Kette erzeugt wurde, muss die Schulter das kompensieren und selbst Kraft erzeugen, anstatt bloß als Kraftregulator zu fungieren. Verbessern Sie als Tennisspieler die Verfassung Ihrer Bein- und Lendenmuskulatur sowie Ihre Rumpfrotation, so wird es während des Aufschlags seltener zu Verletzungen der Rotatorenmanschette und Schulterschmerzen kommen. Solch eine biomechanische Analyse ist schwierig, aber mit den Fähigkeiten eines Experten stellt sie eine wichtige Säule in der Verletzungsprävention dar.«

Besser keine Operation

Eine im November 2017 veröffentlichte Studie der Universität Oxford belegt, dass viele Operationen keinen klinischen Vorteil gegenüber einer Physiotherapie bieten. Die Wissenschaftler David Beard und Andrew Carr betonen sogar, dass nicht auf operative Eingriffe, sondern auf herkömmliche Physiotherapie in Kombination mit Schmerzmitteln gesetzt werden solle: »Die Ergebnisse der Studie deuten an, dass operative Eingriffe keinerlei klinisch bedeutenden Vorteil gegenüber dem Verzicht auf eine Operation bieten, und dass eine Schulterblatterweiterung nicht wesentlicher von Vorteil ist als ein Placebo-Eingriff.« *Spiegel Online* zitiert in diesem Zusammenhang den Heidelberger Chirurgen Felix Zeifang, der ebenfalls davon überzeugt ist, dass Schulterblatt-Operationen trotz vorhandener Kritik noch zu häufig durchgeführt werden. Dabei würden Behandlungen wie etwa Physiotherapie mindestens zwei von drei Patienten helfen. Erst nach Monaten erfolgloser konservativer Therapie sei eine Operation zu diskutieren, so Zeifang. Eine andere Umfrage kommt laut *Spiegel Online* sogar zu dem Ergebnis, dass viele Ärzte ohne ausreichenden medizinischen Grund operieren, weil vermutlich ganz klar der Umsatzfaktor im

Vordergrund stehe, nicht aber das Wohl des Patienten. Ärzte und Therapeuten raten zunehmend, sich mehrere Meinungen einzuholen, bevor man eine Operation ins Auge fasst. Zudem solle man sich keinesfalls zu einer Operation »überreden« lassen.

Stress und seine Auswirkungen auf Körper und Geist

Aufgrund gewisser Umstände kann das Zusammenspiel von Geist und Körper komplett aus dem Gleichgewicht geraten. Untersuchungen zeigen, dass viele Schmerzen in der Lenden-, Brust- und Halswirbelsäule psychosomatischer, also mentaler und stressbedingter, Natur sind. Experten gehen von bis zu 85 Prozent aus. Der Mensch trägt täglich bis zu 70 000 Gedanken mit sich herum, viele davon unterbewusst und infolge einer Verletzung mit Schmerzen und Angst verbunden.

Wenn bei Ihnen kein ersichtliches Trauma für eine Erkrankung der Schulter vorliegt, sollten Sie sich unbedingt fragen, wie stark Sie im Arbeitsleben und im privaten Bereich unter Druck stehen. Lassen Sie sich auch von einem Psychotherapeuten beraten. Ist man sich der Intensität der eigenen Belastung erst einmal bewusst, lässt sich Stress relativ leicht durch sportliche Aktivitäten und Entspannungsübungen abbauen. Wir empfehlen Ihnen dazu, die Atmung, die wir bei einigen Übungen angegeben haben, bewusst und aufmerksam durchzuführen.

Körperlich wirkt sich Stress insofern aus, dass sich durch die stete innere Anspannung die Muskulatur verhärtet und verkürzt. Bewegungseinschränkungen, Dysbalancen und eine falsche Haltung sind somit vorprogrammiert. Wie die Physiotherapeutin Angi Peukert beschreibt, befindet sich der Körper in einem Teufelskreis, da äußerer Stress inneren Stress verursacht. Beides verstärkt sich gegenseitig: Körperliche Schonhaltung, lange Krankschreibungen und finanzielle Einbußen halten diesen Teufelskreis in Gang. Die Schwelle des chronischen Schmerzes ist überschritten, und das Schmerzgedächtnis wird aktiviert. Dieses speichert nun den Schmerz sehr intensiv ab, da die emotionale Ebene ebenfalls stark beansprucht ist. So kann dieser Schmerz immer wieder auftreten, sobald es erneut zu einer Stresssituation kommt.

Um diesen Teufelskreis zu durchbrechen, können Sie an verschiedenen Punkten ansetzen: bei Ihrer Ernährung, Ihrem Schlafverhalten und Ihrer körperlichen Bewegung. Dem letzten Punkt widmet sich der Praxisteil dieses Buches ausführlich. Lassen Sie uns deshalb einen kurzen Blick auf die beiden ersten Aspekte werfen: Ernährung und Schlaf.

Was Sie bei der Ernährung beachten sollten
Die Ernährung kann erheblichen Einfluss auf die Gesundheit Ihrer Muskulatur und der Sehnenstruktur haben. Werden diese Bereiche nicht optimal versorgt, kann dies zu Entzündungen führen, eine der Hauptursachen von Schmerzen. Entzündungen entstehen nicht nur durch Überlastung, Fehlhaltungen und andere physische Probleme, sondern Stress, Umweltgifte, Toxine wie Chemikalien und Pestizide und eine ungesunde Ernährung können ebenfalls dafür verantwortlich sein. Auch wenn es auf den ersten Blick paradox klingen mag, ist eine akute Entzündung im Prinzip durchaus sinnvoll, denn auf diese Weise reagiert der Körper auf Verletzungen: Er schickt seine »Helfer«, um die Schäden zu reparieren. Wird die Entzündung jedoch chronisch, befindet man sich in einer Art »Krisenmodus«.

Neben den bereits erwähnten Verursachern sind aber vor allem Kohlenhydrate in Form von Zucker, den man in vielen Fertigprodukten, Fast Food, gesüßten Getränken und in Getreideprodukten wie Brot, Gebäck, Pasta und Pizza vorfindet, die größten Auslöser und Förderer von chronischen Entzündungen. Diese Lebensmittel haben einen hohen glykämischen Index, das heißt, einen hohen Kohlenhydratgehalt, der sich negativ auf den Blutzucker- und Insulinspiegel auswirkt – diese schnellen durch zu viel Zucker in die Höhe. Studien belegen, dass beispielsweise raffinierter Zucker, verarbeitetes Mehl, Pflanzenöle und viele andere Zutaten wie Geschmacksverstärker, künstliche Aromen und Farbstoffe in industriell verarbeiteten Lebensmitteln in hohem Maß für diese Entzündungen verantwortlich sind. Verzichten Sie deshalb lieber auf:

- glutenhaltige Produkte mit hohem Zucker- und Getreidegehalt,
- industriell verarbeitete Lebensmittel, die einen hohen Anteil an Weißmehlen, vorwiegend Weizenmehl, enthalten,
- Weißmehlprodukte, weißen Reis, herkömmliche Fertiggerichte, Wurst- und Fleischwaren mit Nitriten, herkömmliche Protein- und Energieriegel,
- zu lange gegartes oder gebratenes Fleisch,
- industriell hergestellte Pflanzenöle, die ein ungesundes Verhältnis zwischen Omega-3- und Omega-6-Fettsäuren aufweisen.

Um Entzündungen entgegenzuwirken, essen Sie mehr Bio- und allgemein nachhaltige Produkte mit hoher antioxidantischer Wirkung wie beispielsweise:

- Knochenbrühe
- Gemüse wie Bohnensprossen, Brokkoli, Frühlingszwiebeln, Grünkohl, Knoblauch, Mangold, Oliven, Rotkohl, Spinat, Tomaten, Zucchini, Zwiebeln
- Obst wie Äpfel, Avocados, Birnen, Kirschen, Mandarinen, Orangen, Papayas, Pfirsiche, Zitronen
- Beeren wie Brombeeren, Erdbeeren, Heidelbeeren, Himbeeren, Preiselbeeren
- Fisch wie Forelle, Heilbutt, Hering, Kabeljau, Lachs, Makrele, Renke, Thunfisch (achten Sie hier auf eine biologische und artgerechte Züchtung)
- Nüsse und Kerne wie Erdnüsse, Kürbiskerne, Maronen, Sonnenblumenkerne, Walnusskerne
- Kokosöl
- kalt gepresste Pflanzenöle wie natives Olivenöl, Rapsöl, Walnussöl, Leinöl
- Gewürze wie Ingwer (am besten frisch), Kurkuma, rotes Paprikapulver und Kräuter wie Basilikum, Majoran, Oregano, Rosmarin, Thymian
- grünen Tee, frischen Ingwertee
- Rotwein (nicht mehr als ein Glas täglich)

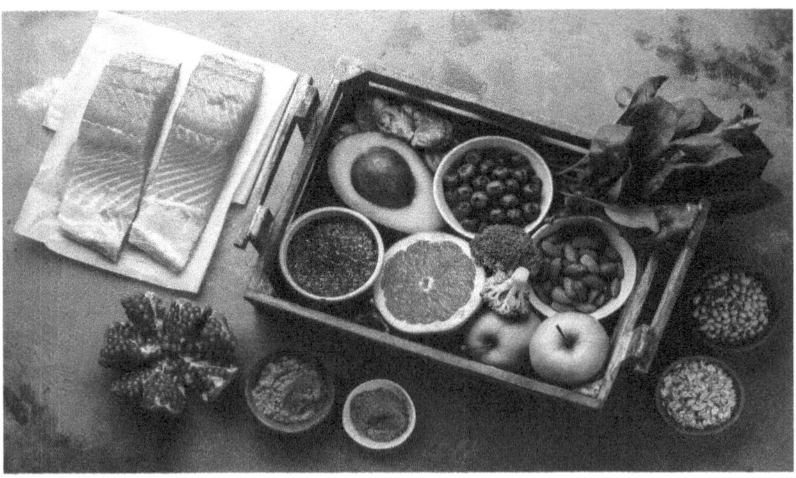

Eine ausgewogene Ernährung mit vielen natürlichen Lebensmitteln kann helfen, chronischen Entzündungen vorzubeugen.

Einige empfehlenswerte Besonderheiten

Info

- Hyaluronsäure kann Schulterschmerzen lindern und den Funktionsstatus verbessern.
- *Cissus quadrangularis*, eine traditionelle indische Heilpflanze, die hierzulande als Zimmerpflanze gezogen wird, stimuliert gleichzeitig alle körpereigenen Zellen, die an der Knochen- und Gewebeheilung mitwirken, und steigert die Proteinsynthese extrem. Das kann zu aufbauenden Effekten in Bezug auf Muskeln, Sehnen, Bänder, Gelenke und Bindegewebe führen.
- Spezielle Gelenkbausteine wie Glucosamin und Chondroitin in Kombination mit Omega-3 und Kollagen unterstützen die Sehnen und Knorpel bei der Regeneration und Stärkung.
- Sekundäre Pflanzenstoffe wie Olivenpolyphenole können entzündungshemmend wirken.

Tipps für einen besseren Schlaf

Wie wichtig ein erholsamer Schlaf ist, wissen wir eigentlich längst. Eigentlich, denn leider ist unser Alltag sehr schnelllebig geworden, und zusätzlich verbringen wir auch spätabends noch viel zu viel Zeit vor dem Fernseher, Smartphone oder Tablet. Das helle Licht und das kaum wahrnehmbare Flackern der Bildschirme sorgen für eine permanente Reizung des Organismus, wodurch wir nur schwer zur Ruhe kommen. Doch damit wir wirklich entspannen und uns regenerieren können, brauchen wir mindestens sieben Stunden Schlaf. Entscheidend dabei ist der Schlaf vor Mitternacht. Optimieren Sie deshalb Ihre Tiefschlafphasen: Versuchen Sie, vor 23 Uhr zu Bett zu gehen und den Umgang mit digitalen Geräten ab 22 Uhr zu vermeiden. Dunkeln Sie Ihr Schlafzimmer ab – je dunkler, desto besser. Schalten Sie gegebenenfalls das WLAN und andere elektronische Geräte ab, ebenso das Smartphone.

Gerade bei Schulterschmerzen ist die richtige Schlafposition entscheidend. Über 60 Prozent der Menschen in Deutschland schlafen in Seitenlage oder in der sogenannten Embryonalstellung, also mit angezogenen Armen und Beinen. Das liegt unter anderem daran, dass viele von uns den Tag sitzend, zum Beispiel am Schreibtisch vor dem Computer, verbringen. Muskelverkürzungen sind die Folge. Diese Position wird unterbewusst mit ins »Bett« genommen, ist aber gleichzeitig Gift für die Schulter, weil dadurch der Engpass begünstigt wird. Tagsüber sorgt das Eigengewicht des »hängenden« Arms dafür, dass der Gelenkspalt groß genug ist und es somit zu weniger Schmerzen kommt. Eine falsche Schlafposition begünstigt leider, dass der Oberarmkopf in Richtung Schulterdach gezogen wird, wodurch es durch Druck auf Schleimbeutel und Sehne wieder zu Schmerzen kommen kann. Wird die Schmerzgrenze überschritten, wachen wir auf.

Versuchen Sie, Ihre Schlafposition anzupassen, indem Sie auf dem Rücken oder auf dem Bauch schlafen, und legen Sie die Arme gestreckt parallel zum Körper ab, also in Richtung Ihrer Füße. Sich an diese Position zu gewöhnen, kann durchaus mehrere Tage oder sogar Wochen dauern und anfangs womöglich zu Muskelkater und steifen Muskeln führen. Aber seien Sie sich bewusst, dass Sie nach der Umgewöhnung tiefer und besser schlafen werden. Unterstützend können entzündungshemmende Mittel und ein Kühlpad, dass Sie sich vor dem Schlafengehen auf die Schulter legen, helfen.

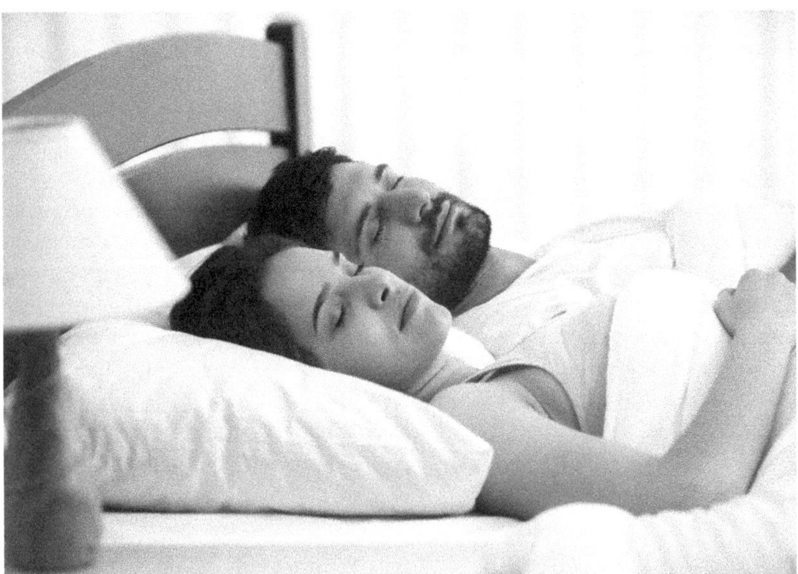

Die schonendste Schlafposition für die Schulter ist die Rückenlage mit seitlich abgelegten Armen.

Auf dem Weg zu einem schmerzfreien Alltag

Info

Bevor wir zum praktischen Teil des Buches übergehen, möchten wir Ihnen zusammenfassend folgende Tipps ans Herz legen. Lernen Sie Ihren Körper kennen, seine Zusammenhänge zu verstehen und führen Sie sich die wichtigsten Punkte immer wieder bewusst vor Augen:

- Werden Sie körperlich aktiv, aber überlasten Sie die Schulter nicht.
- Achten Sie gerade am Schreibtisch auf eine korrekte Körperhaltung.
- Versuchen Sie, Ihr Stresslevel zu reduzieren.
- Denken Sie an ausreichend und tiefen Schlaf, optimieren Sie gegebenenfalls Ihre Schlafposition.
- Überdenken Sie gegebenenfalls Ihre Ernährung, essen Sie abwechslungsreich und vielfältig, greifen Sie auf Bioqualität und hochwertige Lebensmittel zurück, essen Sie vor allem natürlich.
- Und ganz wichtig: Versuchen Sie, eine exakte Diagnose für Ihr Problem zu erhalten. Scheuen Sie niemals davor zurück, mehrere Meinungen einzuholen!

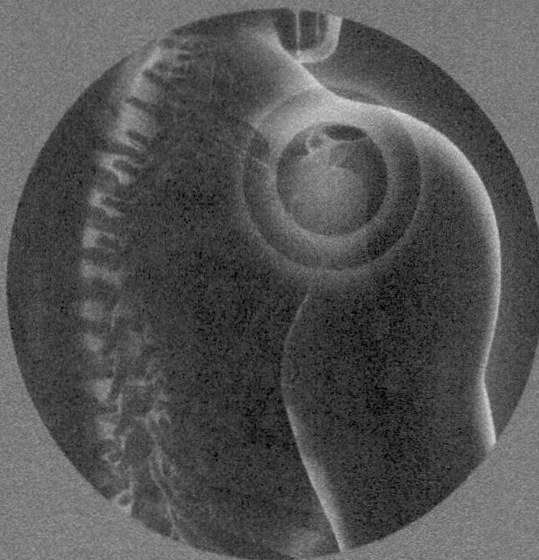

MIT EINFACHEN UND EFFEKTIVEN ÜBUNGEN ZUR SCHMERZFREIHEIT

Stufenweise zur gesunden Schulter

Das Schultergelenk ist das Gelenk des menschlichen Körpers, das die meisten Bewegungen in alle Richtungen zulässt. Durch diese Beanspruchung ist es allerdings auch anfälliger für Verletzungen und allgemein für Verschleißerscheinungen. Über einen längeren Zeitraum anhaltende Überbelastung, falsches Training und eine schlechte Körperhaltung (sitzend nach vorn gekrümmt) lassen das Gelenk »aus den Fugen« geraten. Doch es gibt auch eine gute Nachricht: Sie selbst können etwas für die Gesundheit Ihrer Schulter tun! Im Gegensatz zu primär knöchern geführten Gelenken, wie beispielsweise der Hüfte, sind bei dem ligamentär (durch Bänder) und muskulär geführten Schultergelenk die Möglichkeiten größer, Beschwerden im muskulär-faszialen Bereich zu behandeln oder zu trainieren. Generell gilt: Je früher mit der Behandlung oder den Übungen begonnen wird, desto besser stehen die Chancen für eine schnelle Regeneration, denn das Schlimmste, was Sie Ihrer Schulter antun können, ist, in völlige Bewegungslosigkeit zu verfallen. Das folgend vorgestellte Programm ist stufenweise aufgebaut, sodass Ihre Schulter Schritt für Schritt wieder belastbarer wird.

Wie Sie Ihr Trainingsprogramm gestalten können

Im theoretischen Teil haben Sie das faszinierend komplexe Gebilde Schulter bereits kennengelernt. Die Schulter ist eine funktionelle Einheit aus drei echten und zwei unechten Gelenken. Der volle Bewegungsumfang ist nur gegeben, wenn alle fünf Gelenke frei beweglich sind und alle umliegenden Strukturen harmonisch zusammenarbeiten. Genauso vielfältig wie die Anatomie und Physiologie der Schulter ist, muss auch das Training aufgebaut sein. Die Schulter benötigt sowohl Mobilität als auch Stabilität für ihre volle Funktions- und Leistungsfähigkeit. Und sie ist anfällig für Fehlhaltungen; dieser Aspekt darf ebenfalls nicht außer Acht gelassen werden. Um allen diesen Anforderungen gerecht zu werden, besteht Ihr Schultertraining aus vier Übungsblöcken, die wie Puzzleteile sinnvoll ineinandergreifen und je nach Zielsetzung (siehe Trainingsprogramme ab Seite 95) zusammengestellt werden können. Das Training für eine gesunde Schulter basiert auf den folgenden vier Bausteinen:

1. Mobilisation für Schulter und Brustwirbelsäule
2. Selbstmassage zum Lösen von Verspannungen
3. Dehnung der Faszien und der verkürzten Muskulatur
4. Stabilisation des Schulterblatts und Kräftigung der Rotatorenmanschette

Fehlhaltungen lassen sich nur langsam korrigieren. Bedenken Sie, dass Sie falsche Körperhaltungen, die Sie sich über Jahre »antrainiert« haben, nicht von heute auf morgen umprogrammieren können. Seien Sie realistisch und rechnen Sie mit etwa zwölf Wochen, bis eine deutlich spürbare Verbesserung eintritt.

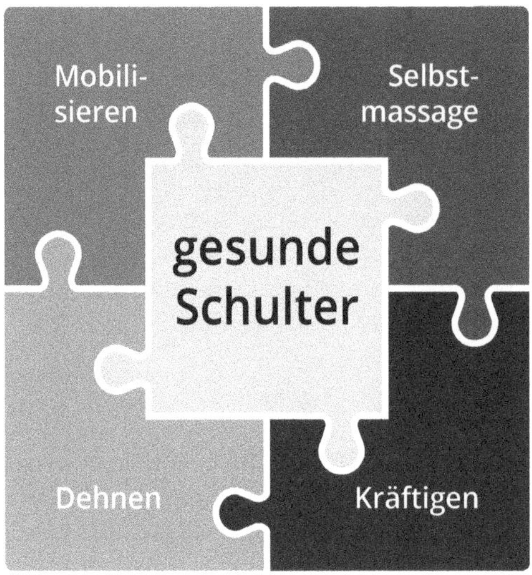

Baustein 1: Mobilisation für Schulter und Brustwirbelsäule

Wir müssen uns einer simplen Tatsache stellen: Wenn wir unsere Gelenke nicht im dafür vorgesehenen Bewegungsumfang nutzen, verlieren sie zunehmend an Beweglichkeit und versteifen. Darum ist Mobilisation der erste Baustein Ihres Bewegungsprogramms zur Schmerzlösung. Durch ihre Bauweise als dreidimensionales Kugelgelenk ist unsere Schulter eine »Bewegungskünstlerin« unter den Gelenken. Die Schulter kann weit über 1000 Positionen einnehmen. Das ist Fluch und Segen zugleich, denn Beweglichkeit und Stabilität sollten immer in einem ausgewogenen Verhältnis zueinander stehen. Fehlt es aber an Mobilität, so leiden darunter die gesamte Bewegungsdynamik und Funktionalität der Schulter.

Wenn Sie den größten Teil des Tages sitzend am Schreibtisch verbringen, werden sich Ihre Arme die meiste Zeit vor Ihnen auf dem Schreibtisch befinden und der Bewegungsradius Ihrer Schultern beschränkt sich, etwas überspitzt formuliert, auf das Greifen nach der Kaffeetasse. Ihre Schultern und das umliegende Gewebe passen sich an diese Haltung an, denn sie ist für Ihren Körper »normal«. Die Folge dieser Bewegungseinschränkung: Ihr Körper, in diesem Beispiel Ihr Schultergelenk, nimmt eine Fehlhaltung ein, für die das Gelenk anatomisch gar nicht gemacht ist. Das Problem: Die anatomischen Strukturen und die »normale« Fehlhaltung passen nicht zusammen. Auf Dauer kommt es zu Fehlbelastungssymptomen wie Verspannungen, Schmerzen oder zu einem Engpass zwischen Gewebeteilen, wie es beim Schulterimpingement der Fall ist.

Die Mobilisationsübungen setzen an der Ursache der Fehlbelastungssymptome an und zielen in erster Linie darauf ab, den optimalen Bewegungsumfang zu erhalten oder wiederherzustellen und insgesamt die Haltung zu verbessern. Neben der Schultermobilisation ist es sinnvoll, auch die umliegenden Gelenke im Blick zu haben. Bereits Dr. Ida Rolf – die Begründerin und Entwicklerin der Strukturellen Integration, auch als Rolfing bekannt – betonte: »Wo Sie denken, dass es ist, ist es nicht.« Das heißt, dass das ursächliche Problem nicht dort liegen muss, wo die Symptome auftreten. Das ist ein interessanter Punkt, und wenn wir uns unsere oft nach hinten gekrümmte Sitzhaltung vor Augen führen, wird klar, dass sich neben den Schultern auch die Brustwirbelsäule und die Halsmuskeln anpassen und sich verkürzen oder versteifen.

Daher zielen unsere Mobilisationsübungen, die Sie ab Seite 38 finden, nicht nur isoliert auf die Beweglichkeit im Schultergelenk ab. Genauso wichtig ist es, die Brustwirbelsäule und die Schulterblätter beweglich zu halten. Eine gekrümmte Haltung behindert nicht nur den Bewegungsradius, sondern wirkt sich auch negativ auf die Atmung aus und kann in die Schulterregion ausstrahlen. Das Zwerchfell, die Muskel-Sehnen-Platte zwischen Brustkorb und Bauchraum, kann sich durch die Kompression der Rippen nach vorn und unten gar nicht mehr richtig aufspannen. Die Folgen sind Kurzatmigkeit, Stressgefühl und Verspannungen. Das Mobilisieren und Lockern von Schultern, Schulterblättern und Brustwirbelsäule öffnet die Körpervorderseite. Die Brustwirbelsäule wird aufgerichtet und durch leichte Rotationen beweglich gehalten, um einer kyphotischen Haltung (Krümmung der Wirbelsäule nach hinten) entgegenzuwirken.

Der kleine Unterschied zwischen Mobilisieren und Dehnen

Info

Mobilisieren und Dehnen sind zwei Paar Schuhe, die jedoch das gleiche Ziel verfolgen: die Beweglichkeit zu verbessern. Unter Beweglichkeit versteht man die Fähigkeit, Bewegungen mit der optimalen Schwingungsweite der Gelenke auszuführen.

- Beim **Mobilisieren** steht vor allem die Gelenkbeweglichkeit aller passiven Strukturen im Vordergrund. Mobilisieren ist ein durchweg aktiver Bewegungsprozess, bei dem nicht mit Druck oder Zug von außen auf das Gelenk eingewirkt wird. Mobilisierende Bewegungen werden motorisch selbst kontrolliert; in der Regel handelt es sich dabei um dynamische Bewegungen wie Kreisen, Schwingen oder Pendeln.
- Beim **Dehnen** liegt der Fokus vor allem auf der Muskulatur, die mittels verschiedener Techniken gestreckt wird. Es ist ein eher passiver Prozess. Die Erhöhung der Beweglichkeit wird durch einen Zug oder Druck von außen erreicht, die auch ein Partner oder die Schwerkraft ausüben kann.

Mobilisieren bringt die Gelenke in Schwung, daher starten Sie Ihr Schultertraining mit mobilisierenden, dynamischen Übungen. So wird Ihnen auch das intensivere Dehnen leichter fallen.

Baustein 2: Selbstmassage zum Lösen von Verspannungen

Das Ausrollen des muskulären Bindegewebes, der Faszien, hat einen massageähnlichen und entspannenden Effekt. Gesunde Faszien sind elastisch. Doch durch Unter- und Überforderung, Fehlbelastungen oder Verletzungen kommt es leider zu Veränderungen im Gewebe, die die Geschmeidigkeit einschränken. Faszien neigen dazu zu verkleben, wenn sie nicht oder nur einseitig beansprucht werden. Die Verklebungen zeigen sich zunächst als Verspannungen, die man meist mit den Händen erspüren kann. Da das Fasziennetz unseren gesamten Körper durchzieht, beeinflussen die Verklebungen natürlich unsere Statik und Bewegungsqualität. Gerade unsere Schulter ist ein primär muskulär-kapsulär, also faszial geführtes Gelenk. Das bedeutet, dass bereits geringste Verspannungen Auswirkungen auf das gesamte Gelenk haben können. Die gute Nachricht ist, dass Sie ganz einfach und effektiv selbst Hand anlegen können.

Baustein 3: Dehnung der Faszien und der verkürzten Muskulatur
Verkürzte Muskeln und Faszien sind eine der Hauptursachen, warum es zu einem Engpass im Schultergelenk und letztlich zur schmerzhaften Reizung der Supraspinatussehne kommt. Verspannte und versteifte Muskeln schränken den normalen Bewegungsspielraum ein und verändern dauerhaft die Statik der Gelenke. Beim Schulterimpingement sind in den meisten Fällen die Brustmuskeln sowie der große Rückenmuskel verspannt. Das sind Muskeln, die primär für die Innenrotationsbewegung zuständig sind. Hier beginnt der Teufelskreis, denn durch diese verstärkte Zugspannung nach vorn wird die Haltung der Schultern immer schlechter und der Bewegungsspielraum geringer. Ziel ist es also, die Zugspannung nach vorn zu reduzieren.

Es gibt einen großen und einen kleinen Brustmuskel (*Musculus pectoralis major* und *minor*). Wie die Bezeichnungen schon vermuten lassen, fällt der große Brustmuskel weit stärker ins Auge als der kleine. Der große Brustmuskel zieht vom Brustbein zum Oberarmknochen und bewegt vor allem den Oberarm. Der kleine Brustmuskel führt vom Brustbein zum Rabenschnabelfortsatz des Schulterblatts und bewegt das Schulterblatt. Ist er verkürzt, zieht es das Schulterblatt und alle damit verbundenen Strukturen nach vorn, was für den Engpass in der Schulter sorgt. Auch der große Rückenmuskel *(Musculus latissimus dorsi)* zieht zum Oberarm: vom Beckenkamm links und rechts entlang der Wirbelsäule nach oben über das Schulterblatt zur Innenseite des Oberarmknochens. Er ist unter anderem auch für die Innenrotation zuständig und verstärkt somit bei zu viel Spannung die eingedrehte Position nach vorn.

Muskeln funktionieren natürlich nicht allein. Auf das Dehnen reagieren auch die Bänder, Sehnen und Faszien sowie die Haut und eventuell auch Narbengewebe. Um es noch einmal zu wiederholen: Unsere Schulter ist ein primär muskulär gesichertes Gelenk, und darum sollten Sie auf das Dehnen der Schulter- und Armmuskeln nicht verzichten. Die neu erlangte Bewegungsfreiheit Ihrer Schulter verringert die Anfälligkeit für Muskel- und Sehnenverletzungen. Doch nicht nur der präventive Nutzen von mehr Bewegungsumfang steht im Vordergrund. Gerade für Sportler ist es wichtig, das ganze vorhandene muskuläre und fasziale Kraftpotenzial effektiv nutzen zu können. Nur wenn das Gelenk den gesamten Bewegungsweg ausschöpfen kann – denken Sie dabei zum Beispiel an Wurfbewegungen –, ist eine vollständige Kraftentwicklung möglich. Neben dem präventiven Nutzen hat das Dehnen somit auch positive Auswirkungen auf die sportliche Leistungsfähigkeit.

Baustein 4: Stabilisation des Schulterblatts und Kräftigung der Rotatorenmanschette

Die Bewegungen im Schultergelenk basieren auf einer fein abgestimmten Balance zwischen den dynamischen Muskeln der Rotatorenmanschette und den Schulterblattstabilisatoren. Die Rotatorenmanschette umfasst, wie Sie bereits wissen, vier Muskeln, die den Kopf des Oberarmknochens im Schultergelenk zentrieren. Die Schulterblattstabilisatoren sorgen dafür, dass die Schulter in der zentrierten Position belastbar und funktionsfähig ist. Die Schulterblätter sollten gut am Brustkorb aufliegen. Fehlt dieser Kontakt, bewegen sich die Schulterblätter nach außen weg und bilden »Flügel«: Die Innenränder der Schulterblätter stehen noch oben ab. Das ist besonders dann zu beobachten, wenn die Schultern unter Belastung stabilisiert werden müssen. Ist die stabilisierende Muskulatur zu schwach oder kann nicht aktiviert werden, werden die Schulterblätter nicht mehr in ihrer stabilen Position gehalten. In der Folge geht die Kraftübertragung zwischen Arm und Brustkorb beziehungsweise Rumpf verloren und andere, nicht dafür vorgesehene Muskeln versuchen, das Ungleichgewicht auszugleichen – und verspannen. Der erste Schritt zur Kräftigung der Schulter ist es in diesem Programm also, für eine gut funktionierende Stabilität in den Schulterblättern zu sorgen. Anschließend trainieren Sie gezielt die Muskeln der Rotatorenmanschette, um auch die dynamische Gelenkbewegung wiederherzustellen. Die Rotatorenmanschette hält und sichert den Oberarmkopf in der Schultergelenkpfanne und übernimmt somit auch eine stabilisierende Funktion.

Experteninterview mit Trainings- und Therapieexperte Thomas Armbrecht

Der Sportwissenschaftler ist Physiotherapeut, Osteopath, Heilpraktiker und Personal Trainer. Er betreut die deutsche Speedskating-Nationalmannschaft sowie viele weitere Athleten aus dem Spitzensport. Seine Praxis befindet sich in Mühltal, Nähe Darmstadt.

1. **Thomas, du verknüpfst in deiner täglichen Arbeit erfolgreich Training und Therapie miteinander. Warum ist dir das wichtig?**

   Mein Slogan und Arbeitsprinzip lautet: »Never train on Dysfunction«. Das bedeutet, dass die Grundvoraussetzung für effektives und erfolgreiches Training in einem funktionierenden Körper liegt. Jeder von uns hat Einschränkungen und Blockaden. Diese nimmt der Körper als Erstes wahr und reagiert darauf. Wenn man beim Laufen beispielsweise umknickt, kann es sein, dass das Sprunggelenk ein wenig blockiert und nicht mehr mobil ist. Dadurch läuft man automatisch ein bisschen mehr auf der Außen- oder Innenkante, belastet mehr den Vorderfuß, um den Mittelfuß und den Rückfuß zu entlasten. Da nützen auch spezielle Laufschuhe oder Einlagen nichts.

   Meiner Ansicht nach muss als Erstes überprüft werden, ob alle physischen Funktionen uneingeschränkt nutzbar sind. Ist das der Fall, kann das Training darauf aufgebaut werden, um den Körper zu stabilisieren. Funktioniert nicht alles optimal, ist es sinnvoll, sich zunächst untersuchen und behandeln zu lassen oder mit gezielten Ausgleichsübungen die jeweilige Problematik aufzuarbeiten. So können Defizite erkannt und behoben werden, bevor man mit einer massiven sportlichen Belastung oder einem Training startet.

2. Wie häufig hast du mit Schulterbeschwerden zu tun? Worin siehst du die größten Probleme für Schulterverletzungen?

Jede Woche kommen neue Patienten mit Schulterbeschwerden zu mir. Die Ursachen sind dabei ganz unterschiedlich. Beispielsweise kann ein Impingement-Syndrom der Schulter, bei dem die Patienten den Arm nicht über 90 Grad heben können, seine Ursache in diversen Gelenkblockaden im Hals- und Brustwirbelbereich haben. Es kann aber auch durch den Tiefstand der Leber verursacht werden. Die Leber ist dann über das Zwerchfell mit der Lunge an der Schulter »aufgehangen«. So eine osteopathische Herangehensweise und Erklärung wirkt bei vielen Patienten schnell wie Zauberei oder Esoterik.
Das größte Problem der Schulter besteht in ihrer Kompaktheit. Das bedeutet, dass die Muskeln, Schleimbeutel, Sehnen und die Gelenkkapsel, die das Gelenk bilden, so eng miteinander verbunden sind, dass die kleinste Entzündung schon ein Problem verursacht. Jede Entzündung und Reizung geht nämlich mit einer kleinen Schwellung einher. Diese kleine Schwellung führt zu einer Kompression, die zum Beispiel Einklemmungsprobleme zur Folge hat. Insgesamt ist die Schulter ein äußerst komplexes Gelenk, und das spiegelt sich eben in ihrer Behandlung wider.

3. Wie sieht deine Behandlungsstrategie aus?

Die Grundvoraussetzung ist ein funktionierender und aufrechter Körper. Versuchen Sie doch einmal, Ihren Arm gerade nach oben in Richtung Decke zu führen, während Sie vom Oberkörper her ein wenig nach vorn eingerollt sind. Allein diese kleine Fehlhaltung macht es Ihnen unmöglich, die Bewegungsaufgabe zu erfüllen. Das Thema Körperhaltung und muskuläre Balance gerät somit stark in den Fokus. Eine Dysbalance zwischen den Innen- und Außenrotatoren oder der Druck- und Zugmuskulatur kann dazu führen, dass sich der Oberarmkopf nicht richtig unter dem Schulterdach befindet. Es geht also darum, Dysfunktionen möglichst frühzeitig zu erkennen und auszugleichen, um dann den funktionierenden Körper gezielt zu stabilisieren und zu mobilisieren.

Wichtiges, bevor Sie mit der Praxis beginnen

Lesen Sie sich zuerst die Übungsbeschreibungen sowie die Tipps und Hinweise aufmerksam durch. Achten Sie bei den Übungen stets auf eine aufrechte Haltung, eine langsame und kontrollierte Ausführung sowie auf Ihre Atmung. Orientieren Sie sich bei der Durchführung neben der Beschreibung auch an den Bildern, die die Übungen illustrieren. Einen Großteil der Übungen können Sie völlig ohne Hilfsmittel ausführen. Trotzdem ist es immer hilfreich, wenn man auf einfache Unterstützungen zurückgreifen kann, um die eine oder andere Übung angenehmer zu machen. Für die in diesem Buch vorgestellten Übungen haben wir das Zusatzmaterial auf das Nötigste beschränkt.

Wie so oft gilt auch hier: weniger ist mehr. Trainieren Sie lieber regelmäßig 2-mal pro Woche, als in einer Woche täglich und in der nächsten Woche gar nicht. Denn nur Regelmäßigkeit bringt echten Fortschritt. Ihr Körper braucht Zeit zur Regeneration, denn Belastung und Erholung sind eine untrennbare Einheit auf dem Weg zum Therapieerfolg.

Ab Seite 95 finden Sie beispielhaft ein paar individuelle Trainingsprogramme mit verschiedenen Schwerpunkten und für verschiedene Ausgangssituationen. Orientieren Sie sich auch an den Empfehlungen, die zu jeder Übung gegeben werden.

Matte

Einige Übungen werden auf dem Boden ausgeführt. Ideal und am bequemsten für die Durchführung ist eine rutschfeste Gymnastik- oder Yogamatte. Alternativ lassen sich die Übungen auch auf einem Teppich oder einem Handtuch als Unterlage ausführen.

Zusatzgewicht

Schwung- und Pendelübungen sind noch effektiver, wenn sie mit einem Zusatzgewicht ausgeführt werden. Praktisch sind kleine Wasserflaschen (0,5 Liter), die sich gut halten lassen. Natürlich können Sie auch jede andere Art von gut greifbarem Gewicht nutzen, zum Beispiel kleine Kurzhanteln.

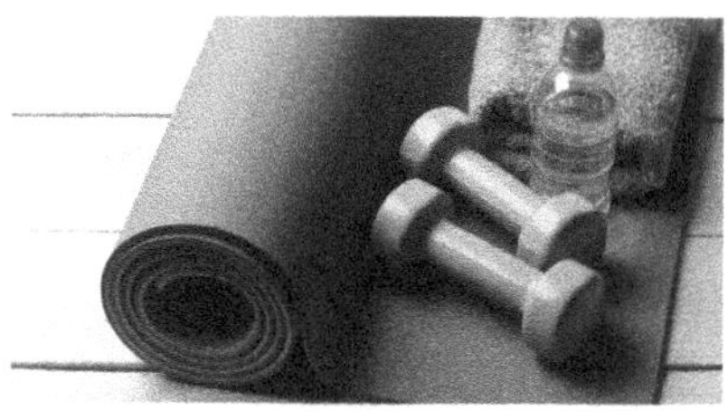

Eine Gymnastikmatte, ein Handtuch und kleine Gewichte, wie Kurzhanteln oder eine Wasserflasche, sollte jeder zu Hause haben.

Superband oder Gymnastikband

Für einige Übungen benötigen Sie ein elastisches Gummiband. Das klassische Gymnastikband kann sehr gut verwendet werden, es muss für einige Übungen allerdings verknotet werden. Superbänder sind bereits wie ein Loop konstruiert, was das Greifen der Schlaufen erleichtert. Sowohl Super- als auch Gymnastikbänder sind in verschiedenen Stärken erhältlich. Für die Dehnungen empfehlen wir Ihnen ein etwas festeres Band und für das Krafttraining eventuell noch ein weicheres Band. Durch diese Abstufungen können Sie den Trainingsreiz steigern.

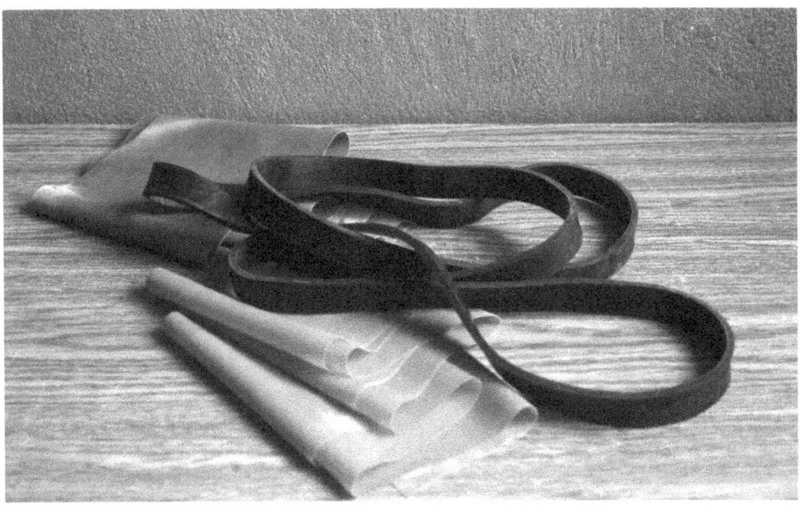

Super- und Gymnastikbänder sind nützliches Zusatzequipment, das wenig Platz beansprucht und günstig zu haben ist.

Faszienrolle und Faszienkugel

Die Faszienrolle – auch Hartschaumrolle oder Foamroller genannt – wird zur großflächigen Massage der größeren Muskelpartien genutzt. Das Rollen sorgt dafür, dass die verschiedenen Gewebeschichten wieder weich und geschmeidig übereinander gleiten. Die Rolle sollte daher eine möglichst glatte Oberfläche haben und nicht zu hart sein. Das Angebot auf dem Markt ist groß, und es lohnt sich, Produkte verschiedener Hersteller vor dem Kauf zu testen.

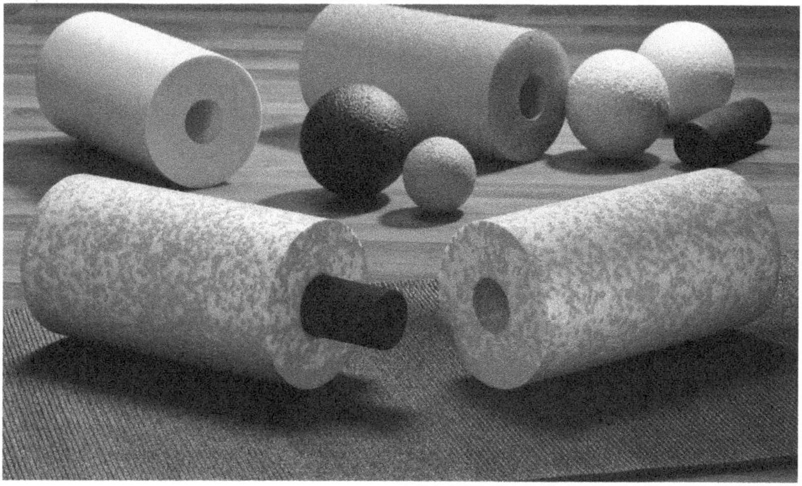

Faszienrollen und -kugeln in unterschiedlichen Größen und Härtegraden sind hervorragend zur Selbstmassage geeignet.

Als Faszienkugel kann jede Art von Kugel genutzt werden. Tennisbälle sind beliebt, geben jedoch stark nach und sind nach mehrmaliger Benutzung oft platt. Die Investition in eine spezielle Faszienkugel – auch als Faszienball im Handel angeboten – lohnt sich also dauerhaft. Beachten Sie bei Ihrer Wahl die Größe der Kugel. Je geringer der Durchmesser, desto tiefer kann die Kugel ins Gewebe eindringen und desto intensiver wird die Massage. Auch hier sollte auf eine glatte Oberfläche geachtet werden.

Mobilisation für Schulter und Brustwirbelsäule

Schwingen

Sie benötigen: ein Zusatzgewicht, zum Beispiel eine kleine Wasserflasche

Schwingen ist eine der besten Möglichkeiten, den Bewegungsradius der Schulter komplett ohne Krafteinsatz zu erweitern. Achten Sie bei allen Schwingübungen darauf, dass die Bewegung völlig ohne Krafteinsatz erfolgt. Das gilt vor allem, wenn die Schwungbewegung den Arm bis über die Schulterhöhe nach oben schwingt. Die Schwungbewegungen sollten immer im schmerzfreien Bereich ausgeführt werden. Führen Sie alle drei Übungsvarianten mit jeweils 10 bis 15 Wiederholungen auf jeder Seite aus. Ihre Schulter wird dabei in all ihren Bewegungsmöglichkeiten durchbewegt.

Variante 1: Vor- und Zurückschwingen

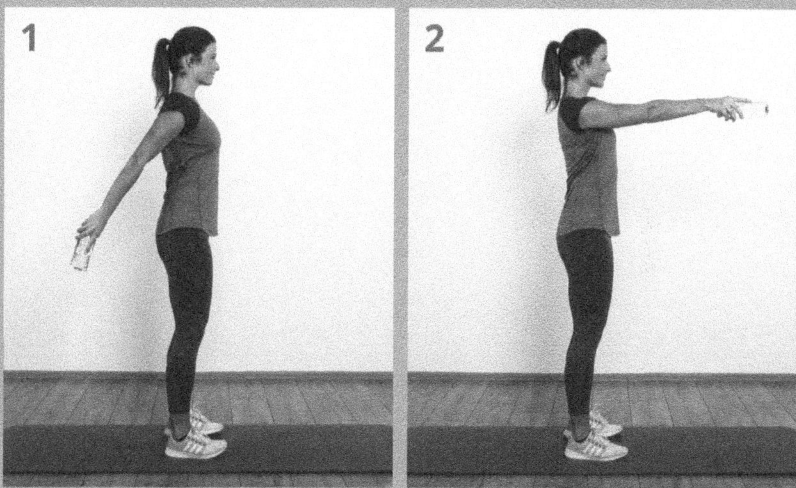

1. Beginnen Sie im aufrechten, schulterbreiten Stand mit leicht gebeugten Knien. Nehmen Sie das Zusatzgewicht so in die Hand, dass es den Arm verlängert, und halten Sie es gut fest. Lassen Sie den Arm locker aus der Schulter nach unten hängen. Stellen Sie sich vor, Sie hätten ein deutlich schwereres Gewicht in der Hand, das Ihren Arm und die Schulter lang nach unten zieht. Starten Sie mit kleinen pendelnden Bewegungen vor und zurück.

2. Lassen Sie die Schwungbewegung nach und nach größer werden, sodass Sie den Bewegungsradius mit jedem Schwung erhöhen. Der Arm bleibt lang und gestreckt, die Bewegung kommt nur aus der Schulter.

Hinweise

- Auch wenn der Arm bei der Vorwärtsbewegung über Schulterhöhe hinausschwingt, sollten Sie keine Kraft aufwenden müssen.
- Sie dürfen gern die Beine locker und elastisch mitbewegen, um die Schwungbewegung zu unterstützen.

Variante 2: Achterkreise

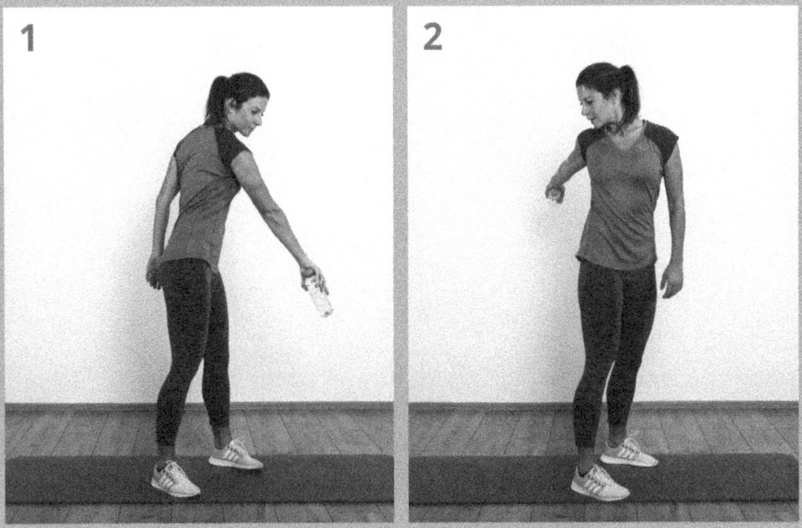

1. Nehmen Sie wieder einen aufrechten, etwas mehr als schulterbreiten Stand ein. Schwingen Sie den Arm zunächst nach vorn unten und innen. Die Schulter dreht dabei nach innen ein. Anschließend schwingen Sie den Arm über die Seite nach oben zurück.

2. Der zweite Schwung führt dann nach hinten unten und außen. Anschließend schwingen Sie den Arm wieder nach oben über die Seite zurück. Die Schulter dreht beim Schwung vor dem Körper nach innen ein und bei dem Schwung hinter dem Körper nach außen aus. Lassen Sie den Arm nach unten immer locker fallen, als wäre das Gewicht deutlich schwerer als das, das Sie tatsächlich in der Hand halten.

Varianten 3: Vor dem Körper schwingen

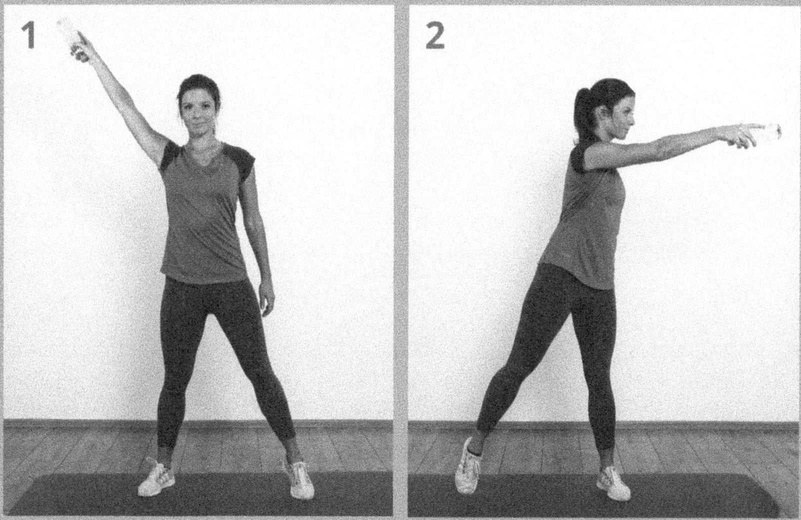

1. Bleiben Sie in einem aufrechten, etwas mehr als schulterbreiten Stand. Heben Sie den Arm zunächst seitlich an.

2. Schwingen Sie dann den Arm vor dem Körper zur anderen Seite. Der Arm schwingt anschließend über den gleichen Weg zurück und kommt wieder zur Seite nach oben. Erhöhen Sie ohne Krafteinsatz den Schwungradius nach außen.

Hängen

Sie benötigen: ein Zusatzgewicht, zum Beispiel eine kleine Wasserflasche, und einen Tisch oder einen ähnlichen erhöhten Gegenstand

Ziel der Hängeübung ist es, mithilfe der Schwerkraft wieder Raum im Gelenk zu schaffen. Denn genau die Enge im Gelenk führt zum Schulterimpingement. Durch das lose Herunterhängen des Arms kann das Kugelgelenk belastungsfrei mobilisiert werden. Die konstant kreisende Bewegung wie bei der Variante auf Seite 43 erhöht die Durchblutung und Abfallprodukte können besser abtransportiert werden. Führen Sie die Übungen auf jeder Seite für mindestens 30 Sekunden durch.

1. Nehmen Sie das Zusatzgewicht in die freie Hand. Stellen Sie sich dann seitlich zum Tisch, neigen Sie den Oberkörper nach vorn und stützen Sie sich mit dem tischnahen Unterarm auf dem Tisch ab. Lassen Sie den Arm mit dem Zusatzgewicht nach unten hängen. Aktivieren Sie zunächst bewusst die Schulterblattmuskulatur, indem Sie das Schulterblatt in Richtung Wirbelsäule ziehen.

2. Lassen Sie dann den Arm lang und entspannt nach unten aushängen, als hätten Sie ein deutlich schwereres Gewicht in der Hand. Die Schulter des hängenden Arms soll völlig kraftlos nach unten fallen. Atmen Sie 2- bis 3-mal tief aus und lassen Sie mit jedem Ausatmen den Arm mehr nach unten sinken.

Hinweise

- Achten Sie bei der gesamten Übungsausführung darauf, dass Ihr Rücken gerade ist.
- Beugen Sie die Knie etwas, um das Strecken zu erleichtern.

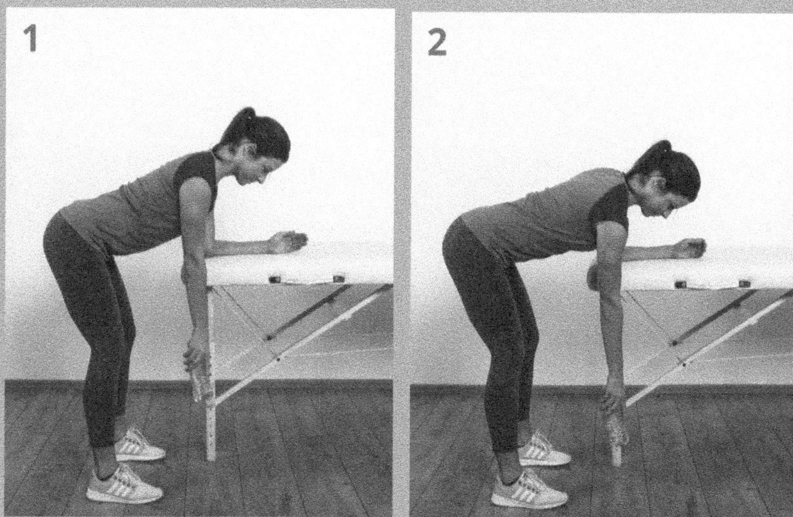

Variante: Hängen mit Schulterkreisen

Beginnen Sie damit, den Arm baumeln zu lassen. Führen Sie locker und ohne Krafteinsatz 10 bis 15 Kreisbewegungen im Uhrzeigersinn aus und anschließend gegen den Uhrzeigersinn. Wiederholen Sie das Kreisen mit dem anderen Arm.

Tipp: Variieren Sie die Bewegung und pendeln Sie auch nach vorn und hinten oder nach außen und innen.

Schulterkreisen

1. Beginnen Sie in einem aufrechten, schulterbreiten Stand und lassen Sie die Arme locker an der Seite nach unten hängen. Drehen Sie die Schultern zunächst nach vorn ein. Die Ellenbogen drehen dabei nach außen und die Handflächen nach hinten.

2. Ziehen Sie die nach innen gedrehten Schultern nach oben zu den Ohren.

3. Öffnen Sie die Schultern nach außen. Sie ziehen dabei die Schulterblätter nach hinten zusammen.

4. Bringen Sie die zusammengezogenen Schulterblätter nach unten, sodass wieder viel Raum zwischen Ohren und Schultern entsteht. An dieser Stelle sind Ihre Schultern möglichst weit geöffnet und nach unten gezogen.

Führen Sie diese vier Grundbewegungen zunächst bewusst einzeln hintereinander aus und verbinden Sie anschließend alle Bewegungskomponenten zu einem fließenden Bewegungsablauf miteinander. Wiederholen Sie das Schulterkreisen 10- bis 15-mal.

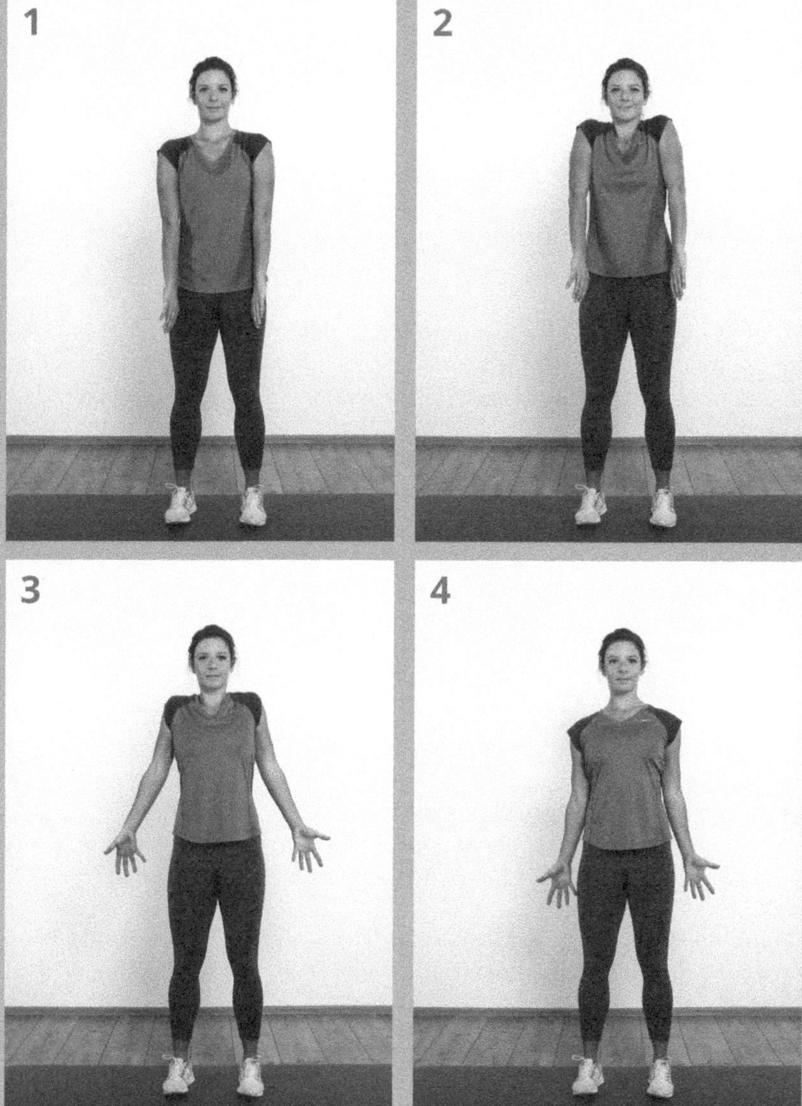
1
2
3
4

Satellitenübung

Sie benötigen: einen Gegenstand zum Balancieren auf der Hand, zum Beispiel eine Faszienkugel

Bei der Satellitenübung mobilisieren Sie die Schulter auf allen Bewegungsebenen. Man spricht hierbei auch von einer dreidimensionalen Bewegung, die alle Bewegungsmöglichkeiten im Schultergelenk intelligent miteinander verknüpft.

1. Beginnen Sie in einem aufrechten, schulterbreiten Stand. Legen Sie sich die Kugel in die rechte Handfläche und strecken Sie den Arm auf Schulterhöhe zur Seite aus. Balancieren Sie die Kugel auf der geöffneten Handfläche.

2. Drehen Sie den Arm über vorn nach innen ein. Die Schulter rotiert dabei nach innen ein.

3. Kreisen Sie den Unterarm über hinten wieder zurück nach außen. An diesem Punkt befindet sich Ihre Schulter in der größtmöglichen Einwärtsdrehung.

4. Nun führen Sie den Arm über vorn nach oben. Der rechte Arm zieht an Ihrem Ohr vorbei und öffnet über dem Kopf in die Auswärtsdrehung.

5. Führen Sie den Arm über oben und hinten wieder zurück in die Ausgangsposition und beginnen Sie die Bewegung erneut. Wiederholen Sie die Bewegung bis zu 10-mal und wechseln Sie dann die Seite.

Tipp: Sehen Sie es als kleine Herausforderung, die Kugel nur zu balancieren, ohne mit den Fingern zu greifen. Ihre Handfläche muss dazu immer in Richtung Decke ausgerichtet sein.

1

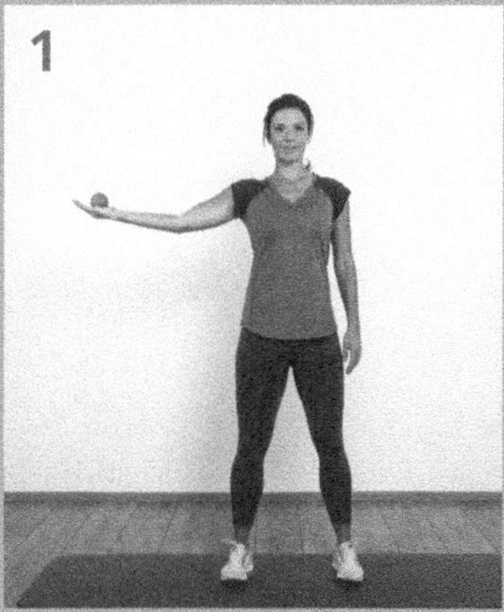

2

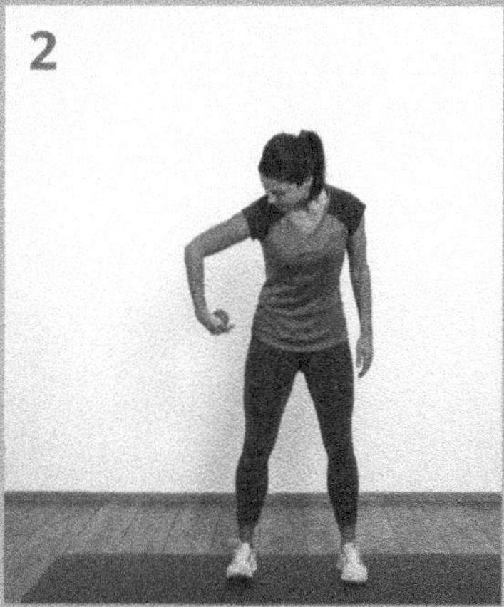

3

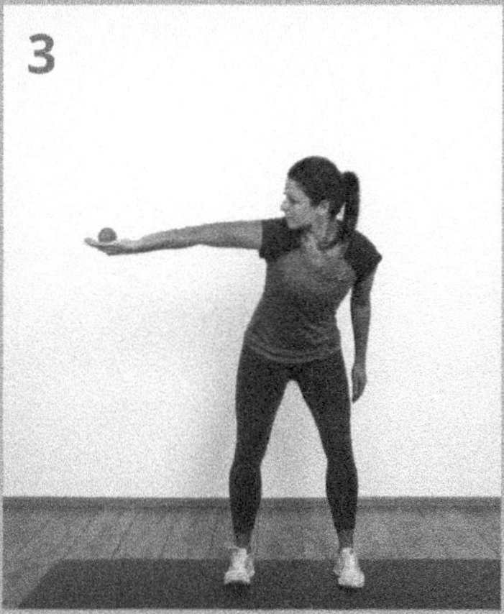

4

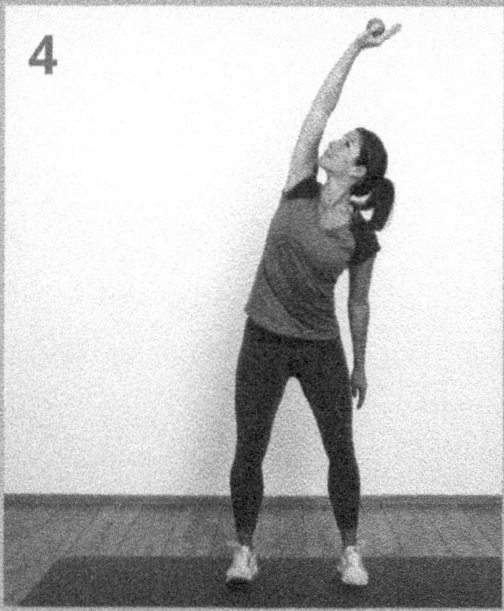

5

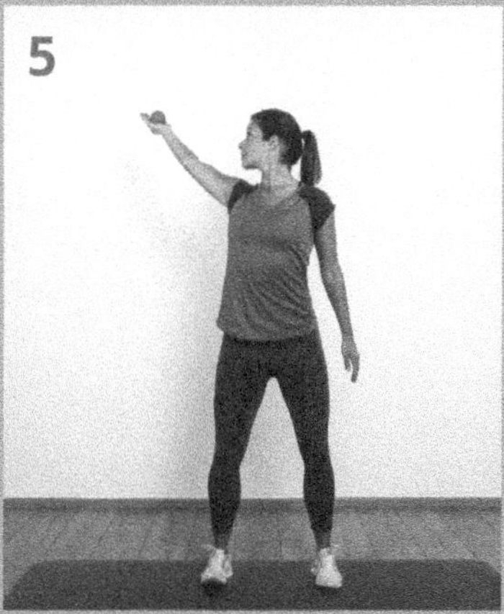

Schulterzirkel mit Superband

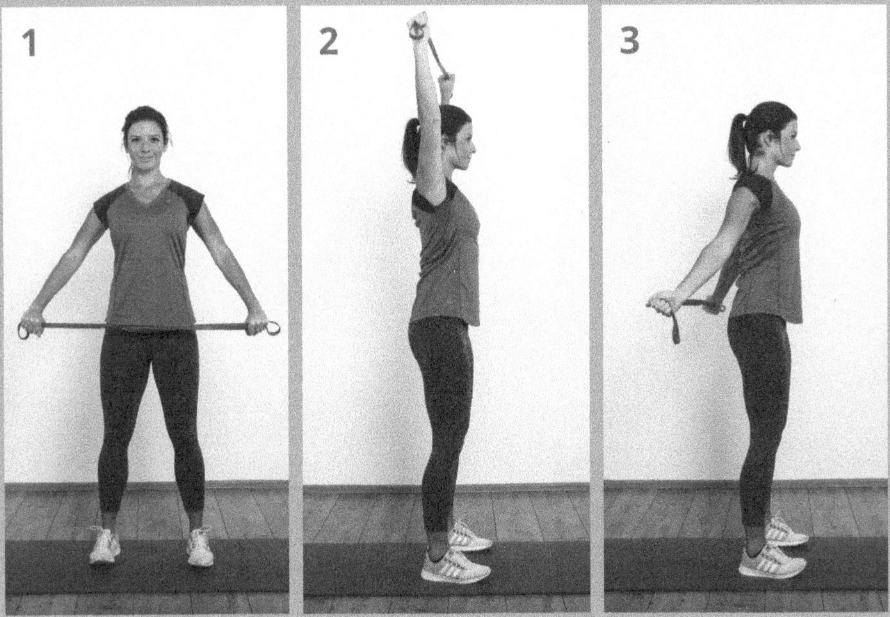

Sie benötigen: ein elastisches Gummiband, zum Beispiel ein Super- oder Gymnastikband

1. Nehmen Sie einen aufrechten, schulterbreiten Stand ein. Greifen Sie das Gummiband mehr als schulterbreit und lassen Sie die Arme locker gestreckt. Bringen Sie nun eine leichte Zugspannung auf das Band. Sie spüren dabei, dass sich Ihre Schulterblätter zueinanderbewegen.

2. Heben Sie das Band nach vorn oben an, bis sich die Arme neben den Ohren befinden. Die leichte Zugspannung bleibt konstant. Achten Sie auf die Position Ihrer Schultern, wenn Sie die Arme nach oben anheben. Die Schultern sollten sich immer von den Ohren wegbewegen.

3. Vergrößern Sie den Bewegungsradius, indem Sie die Arme nach hinten unten absenken. Kommen Sie anschließend mit den Armen wieder nach oben und nach vorn unten in die Ausgangsposition, sodass Sie mit den Armen eine große Kreisbewegung ausführen.

Hinweis: Gehen Sie nur so weit nach oben, wie es schmerzfrei möglich ist; bei akuten Problemen maximal bis Schulterhöhe.

Expertenübung von Thomas Armbrecht: Schultermobilisation

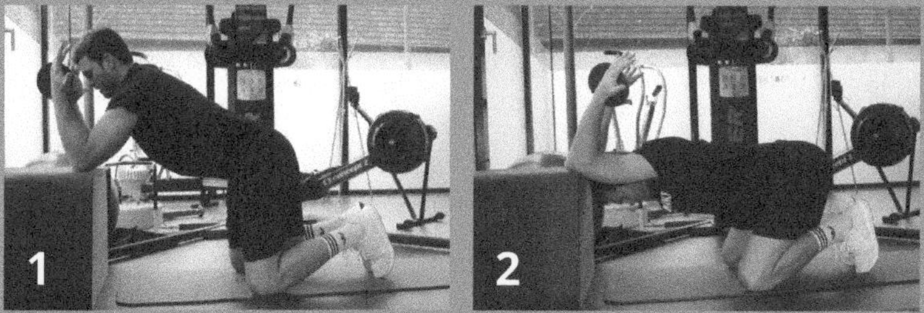

Sie benötigen: eine Faszienrolle

Diese Übung dient der allgemeinen Mobilisation der Schulter und des Schulterblattes und stellt die Voraussetzung für eine normale Schulterbeweglichkeit dar.

1. Nehmen Sie eine kniende Position vor einem Kasten oder einem Sofa ein. Stützen Sie die Ellenbogen auf dem Kasten ab. Die Faszienrolle wird zwischen den Kleinfingerkanten eingeklemmt und dort gehalten.

2. Anschließend führen Sie Ihren Kopf nach vorn unten. Dabei versuchen Sie langsam, aber stetig, Ihren Kopf weiter nach unten zu bewegen. Die Dehnung sollte in der Schulter, vor allem um das Schulterblatt herum, zu spüren sein.

Strecken und Beugen im Vierfüßlerstand

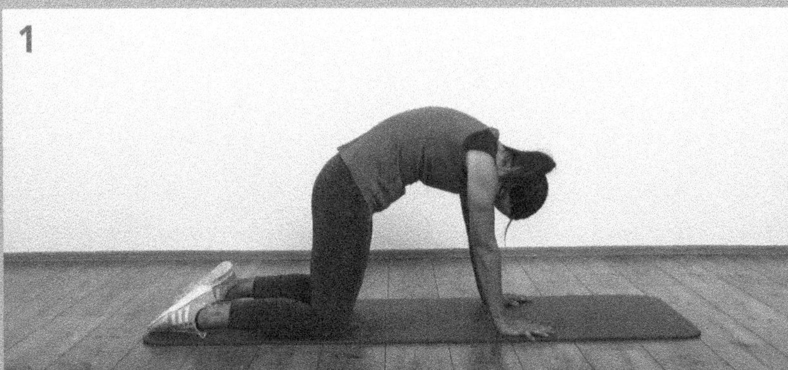

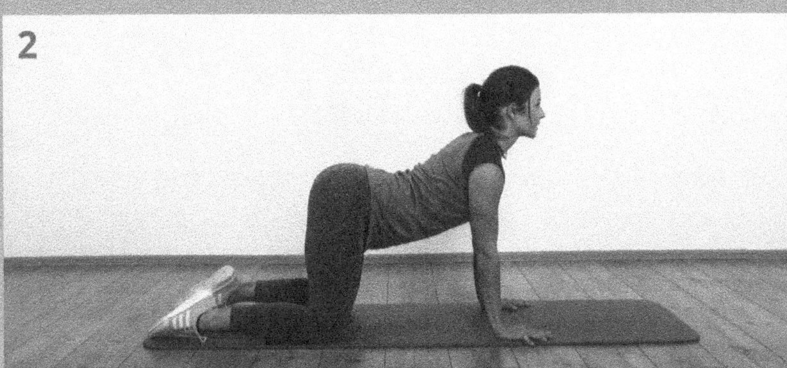

1. Nehmen Sie den Vierfüßlerstand mit hüftbreit geöffneten Knien ein. Die Hände sind schulterbreit geöffnet, die Handgelenke befinden sich direkt unter den Schultern, die Knie sind unter den Hüften platziert. Ihr Blick geht in Richtung Boden. Der Rücken ist lang. Ziehen Sie den Bauchnabel in Richtung Wirbelsäule und runden Sie den gesamten Rücken vom Becken bis zum Kopf. Drücken Sie aktiv die Hände in die Matte, sodass sich die Schulterblätter auseinanderbewegen und öffnen.

2. Es folgt die Gegenbewegung: Lassen Sie den Bauch nach unten sinken. Kippen Sie das Becken nach vorn und schieben Sie das Gesäß nach hinten oben. Ziehen Sie aktiv die Schulterblätter hinten zusammen und schieben Sie das Brustbein nach vorn oben. Ihr Blick wandert mit nach vorn und leicht nach oben. Kommen Sie anschließend wieder in die gerundete Position und kommen Sie in einem fließenden Wechsel von einer Position in die andere. Wiederholen Sie den Bewegungsablauf 10-mal.

Atmung: Atmen Sie beim Rundwerden aus und beim Strecken ein.

Hinweise

- Die Arme sind während der gesamten Bewegung aktiv gestreckt.
- Die Schultern halten Abstand zu den Ohren.

Warum die Brustwirbelsäule so wichtig ist

Info

Die Brustwirbelsäule (BWS) besteht aus zwölf Wirbeln zwischen der Hals- und der Lendenwirbelsäule. Ihre Hauptaufgabe besteht darin, unseren Oberkörper aufrechtzuhalten und die inneren Organe zu schützen. Wollen wir unseren Oberkörper drehen, also eine Rotation der Schultern entgegen dem Becken vornehmen, so geschieht die Rotation hauptsächlich in der Brustwirbelsäule. Langes und vieles Sitzen lässt unsere Schultern nach vorn fallen, was den oberen Rücken mehr und mehr rund macht. Langfristig schränkt das die Beweglichkeit der Brustwirbelsäule zunehmend ein. Mit den hier vorgestellten Übungen speziell für die Brustwirbelsäule richten Sie Ihre Haltung wieder auf und mobilisieren diese in alle Richtungen.

Rotation aus dem Fersensitz

1. Starten Sie im Fersensitz. Machen Sie den Rücken lang und stützen Sie sich mit dem linken Arm ab. Nehmen Sie die rechte Hand an die rechte Schulter, sodass der Ellenbogen zur Seite zeigt. Ziehen Sie beide Schultern bewusst von den Ohren weg.

2. Drehen Sie den Oberkörper zur rechten Seite. Der Ellenbogen zeigt nach hinten oben zur Decke und die rechte Schulter dreht nach hinten auf.

3. Kommen Sie mit langer Wirbelsäule wieder in die Ausgangsposition zurück und drehen Sie sich weiter nach links unten ein, sodass der rechte Ellenbogen unter dem linken Arm durchzieht. Wechseln Sie anschließend fließend wieder in die Öffnung nach oben. Wiederholen Sie diesen Bewegungsablauf 8-mal auf jeder Seite.

Atmung: Atmen Sie beim Aufdrehen nach oben ein und beim Eindrehen nach unten aus.

Hinweis: Achten Sie darauf, dass Sie während der gesamten Übungsausführung mit dem Gesäß auf den Fersen bleiben. Das Becken dreht sich dadurch nicht mit und die gesamte Drehung kommt nur aus der Brustwirbelsäule.

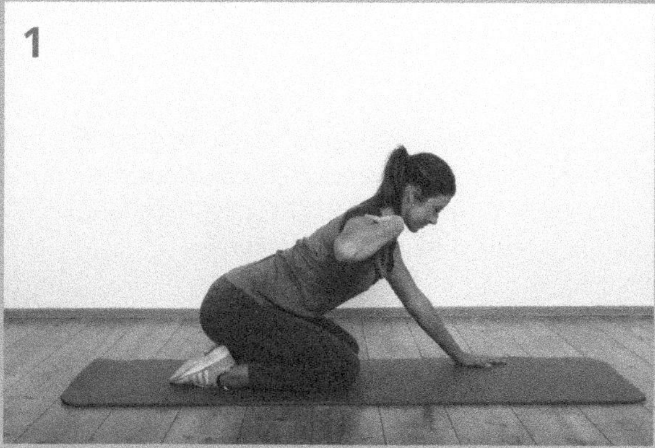

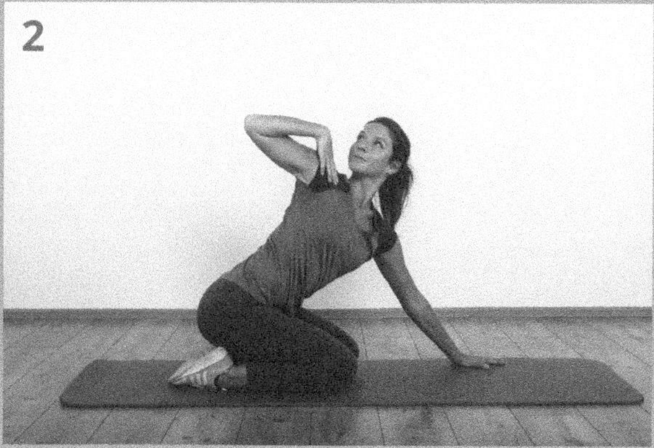

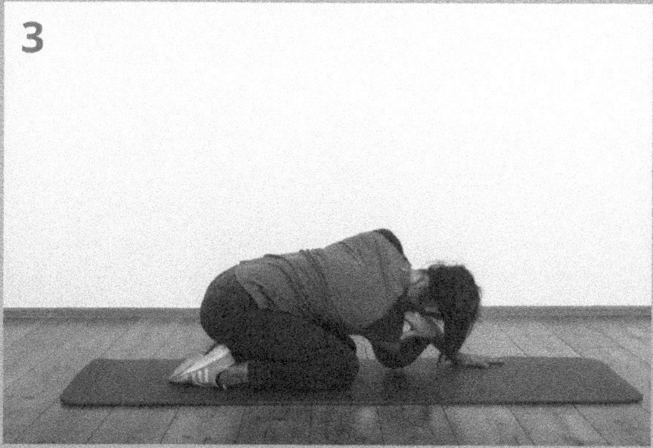

Variante: Rotation aus dem Vierfüßlerstand

Die Variante aus dem Vierfüßlerstand erfordert im Vergleich zur Rotation aus dem Fersensitz deutlich mehr Eigenstabilisation in der Hüfte. Da diese Variante mit gestrecktem Arm ausgeführt wird, ist hier die Hebelwirkung intensiver. Daher sollte diese Übung nur dann durchgeführt werden, wenn die Rotation aus dem Fersensitz schmerzfrei möglich ist.

1. Nehmen Sie den Vierfüßlerstand mit hüftbreit geöffneten Knien ein. Die Hände sind schulterbreit geöffnet, die Handgelenke befinden sich direkt unter den Schultern, die Knie sind unter den Hüften platziert. Ihr Blick geht in Richtung Boden. Der Rücken ist lang. Führen Sie den rechten Arm gestreckt nach oben, indem Sie den Oberkörper nach rechts aufdrehen. Ziehen Sie die rechte Schulter weit nach hinten, sodass sich die rechte Schulter fast über der linken befindet.

2. Kommen Sie über den gleichen Weg wieder zurück in Richtung Boden. Drehen Sie nun den Handrücken zum Boden, beugen Sie den Ellenbogen und schieben Sie den rechten Arm unter der Brust durch und am linken Arm vorbei. Beugen Sie dabei den linken Ellenbogen, um mit der rechten Schulter bis knapp über den Boden zu kommen. Drehen Sie die rechte Schulter so weit wie möglich unter der linken durch. Wechseln Sie anschließend fließend wieder in die Öffnung nach oben. Wiederholen Sie diesen Bewegungsablauf 8-mal auf jeder Seite.

Atmung: Atmen Sie beim Aufdrehen nach oben ein und beim Eindrehen nach unten aus.

Hinweise

- Das Becken bleibt während der gesamten Bewegung stabil.
- Die Schultern halten Abstand zu den Ohren.

1

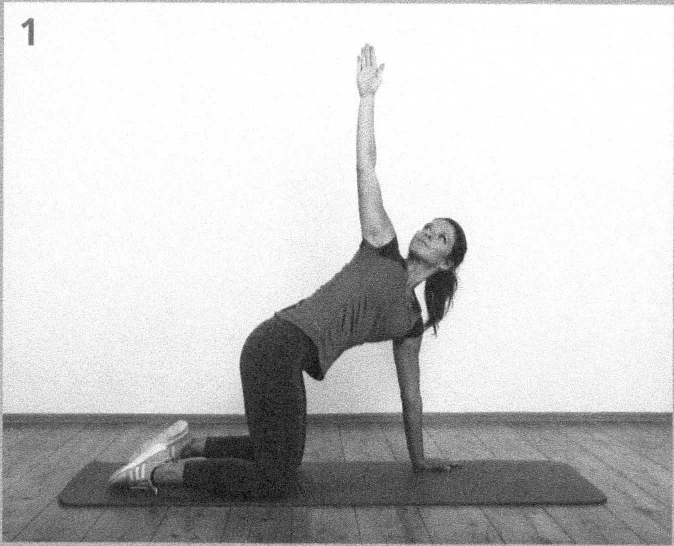

2

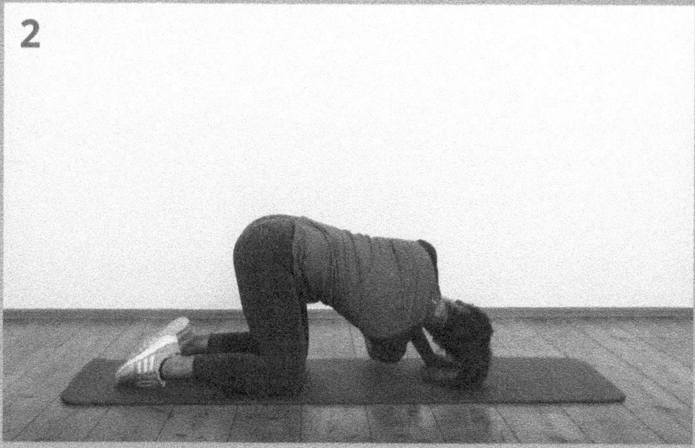

Strecken über der Faszienrolle

Sie benötigen: eine Faszienrolle

1. Setzen Sie sich auf die Matte. Platzieren Sie die Faszienrolle unterhalb der Schulterblätter und lehnen Sie sich mit dem Rücken gegen die Rolle. Bleiben Sie mit dem Gesäß am Boden. Legen Sie die Hände an den Hinterkopf und klappen Sie die Ellenbogen nach vorn ein, als würden Sie sich die Ohren zuhalten.

2. Rollen Sie sich von hier langsam, Wirbel für Wirbel, nach hinten über die Rolle ab. Die Ellenbogen bleiben eng am Kopf. Wenn Sie sich mit der Brustwirbelsäule komplett über die Rolle abgerollt haben, öffnen Sie die Ellenbogen nach außen. Rollen Sie über den gleichen Weg wieder zurück: erst die Ellenbogen heranklappen (kurzer Hebel), dann das Kinn zum Brustbein ziehen und Wirbel für Wirbel wieder aufrollen. Wiederholen Sie das Ab- und Aufrollen mindestens 8-mal.

Atmung: Atmen Sie beim Abrollen ein, beim Aufrollen aus. Bleiben Sie gern auch in der komplett geöffneten Position für ein paar tiefe Atemzüge.

Tipp: Sollte Ihnen die geöffnete Position der Arme Schmerzen bereiten, überkreuzen Sie vor dem Brustkorb die Arme. Die rechte Hand greift die linke Schulter und die linke Hand die rechte Schulter.

1

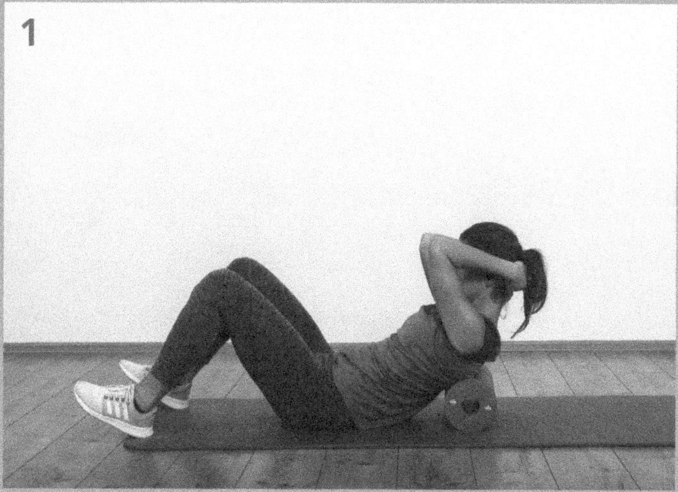

2

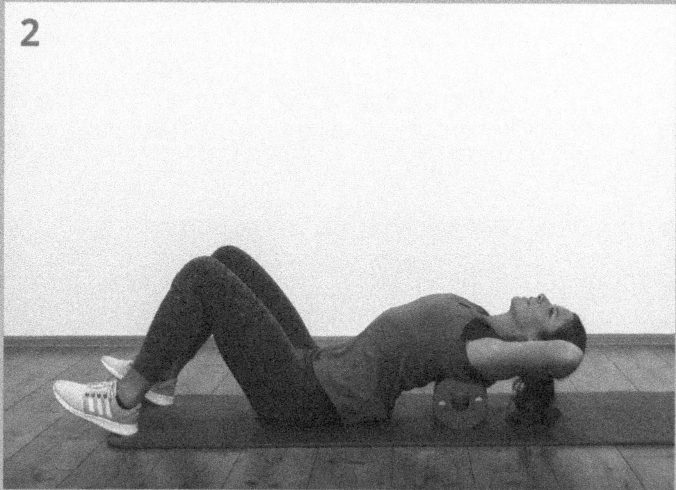

Aufrichten aus dem Fersensitz

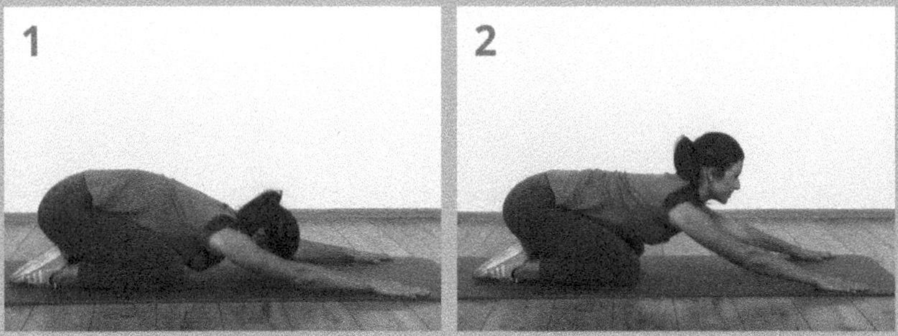

1. Kommen Sie in den Fersensitz und setzen Sie das Gesäß auf den Fersen ab. Legen Sie den Oberkörper nach vorn auf den Oberschenkeln ab und strecken Sie die Arme weit nach vorn. Die Handflächen liegen flach auf dem Boden. Der Kopf ist knapp über der Matte.

2. Richten Sie den Oberkörper ein wenig auf. Auch der Blick wandert nach vorn. Unterstützen Sie die Streckung in der Brustwirbelsäule, indem Sie mit den Händen ein wenig Druck in die Matte geben und sie gefühlt in Richtung Knie schieben. Wiederholen Sie diesen Bewegungsablauf mindestens 10-mal.

Atmung: Atmen Sie beim Aufrichten ein und beim Ablegen aus.

Variante: Aufrichten aus dem Fersensitz mit Faszienrolle

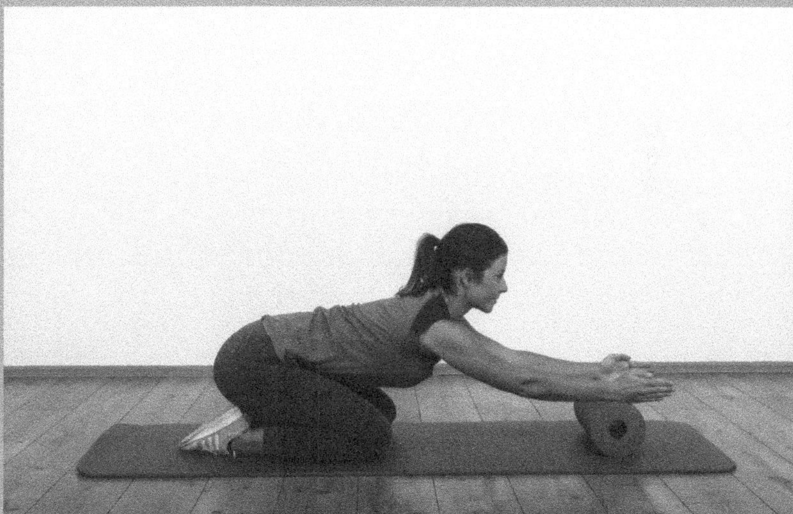

Sie benötigen: eine Faszienrolle

Legen Sie die Unterarme auf der Faszienrolle ab und stellen Sie die Handkanten auf. Die Daumen zeigen dabei nach oben. Die Übungsausführung bleibt wie bei der Übung »Aufrichten aus dem Fersensitz« beschrieben. Beim Aufrichten ziehen Sie die Rolle mit den Unterarmen zu sich heran und rollen sie beim Ablegen wieder von sich weg.

Selbstmassage zum Lösen von Verspannungen

Expertenhinweis von Thomas Armbrecht: Warum es immer mal »knackt«

Viele Sportler und Hobbyathleten kennen das seltsame »Knackgeräusch«, wenn sie mit der Faszienrolle den Rücken ausrollen. Das Knacken kommt im Brustwirbelbereich in den meisten Fällen von kleinen Blockaden in den Rippengelenken. Diese werden durch den Druck auf den hinteren Rippenbogen deblockiert und sind danach in der Regel besser beweglich. Also keine Sorge vor dem Knacken beim nächsten Training mit der Faszienrolle!

Ausrollen der Brustwirbelsäule

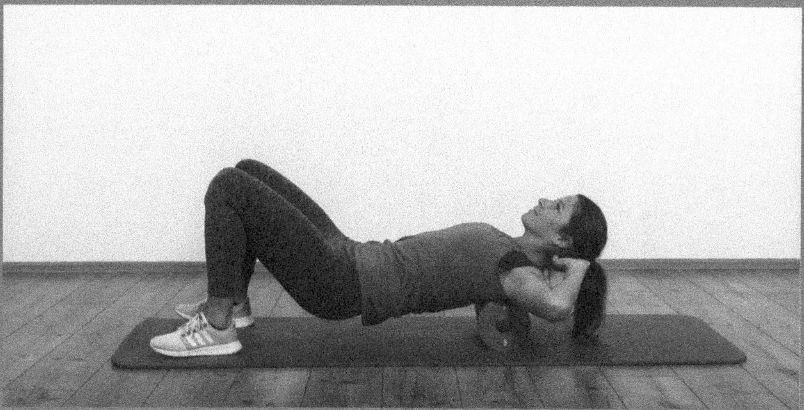

Sie benötigen: eine Faszienrolle

Setzen Sie sich auf den Boden. Stellen Sie die Füße auf und platzieren Sie die Rolle unterhalb Ihrer Schulterblätter. Lehnen Sie sich nach hinten an die Rolle. Kommen Sie mit den Händen an den Hinterkopf, sodass die Ellenbogen nach außen zeigen. Heben Sie das Gesäß nach oben an. Rollen Sie für etwa eine Minute die Schulterblätter und die Brustwirbelsäule ab. Achten Sie darauf, dass Sie entspannt weiteratmen.

Hinweis: Sollten Sie durch die Armöffnung Schmerzen in den Schultern spüren, können Sie die Arme vor dem Brustkorb verschränken.

Ausrollen des großen Rückenmuskels

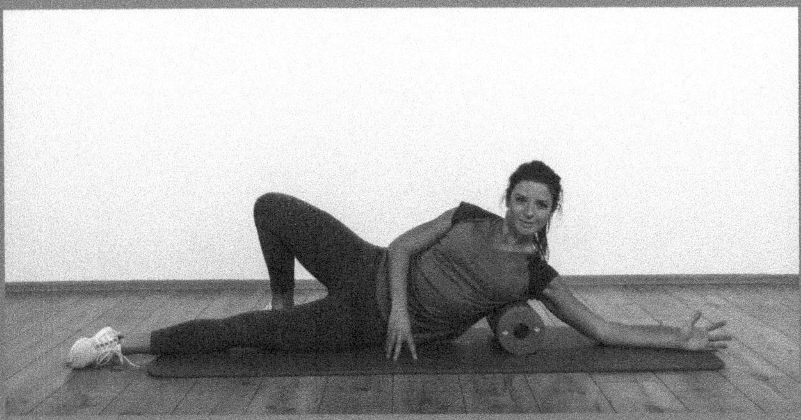

Sie benötigen: eine Faszienrolle

Legen Sie sich auf die linke Seite und platzieren Sie die Rolle unterhalb der Achselhöhle. Strecken Sie den linken Arm zur Seite aus und legen Sie den Unterarm auf der Matte ab. Sie können das obere rechte Bein nach vorn oder hinten als Stütze aufstellen. Bewegen Sie sich von hier mit ganz kleinen wippenden Bewegungen auf der Rolle auf und ab. Variieren Sie die Rollrichtung, indem Sie sich mit dem Oberkörper auch mal nach vorn und vor allem auch nach hinten drehen. Bleiben Sie für mindestens eine Minute auf dieser Seite und wechseln Sie dann auf die andere Seite.

Tipp: Sie möchten mehr Druck spüren? Drücken Sie sich mit dem stützenden Bein ab, um den ganzen Körper anzuheben.

Expertenübung von Thomas Armbrecht: Außenrotatoren abrollen

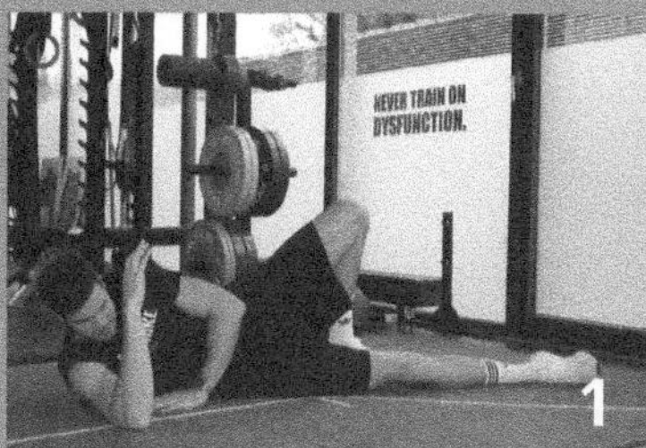

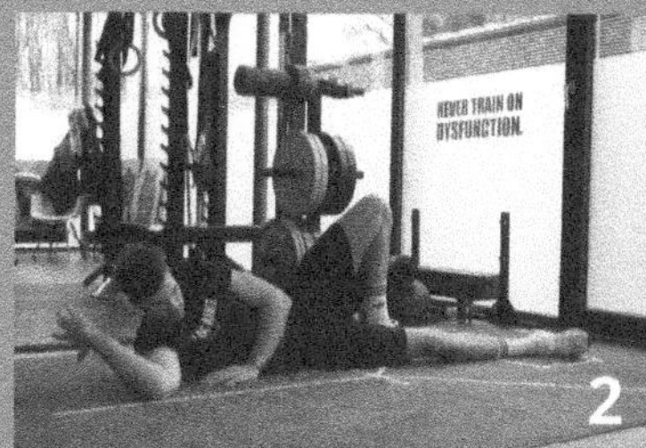

Sie benötigen: eine Faszienkugel

1. Sie liegen auf der Seite und positionieren die Faszienkugel unter dem Schulterblatt. Der Unterarm ist dabei um 90 Grad im Ellenbogen gebeugt und zeigt zur Decke.

2. Jetzt bewegen Sie den Arm langsam mit dem Daumen nach hinten in Richtung Boden, also in eine Außenrotationsbewegung der Schulter. Dies sollte in der Regel zu einer Zunahme des Schmerzempfindens führen, da die Außenrotatoren der Rotatorenmanschette (*Musculus infraspinatus* und *Musculus teres minor*) in dieser Position angespannt sind und arbeiten. Der Druck der Kugel und des eigenen Körpergewichts tun dabei ihr Übriges. Halten Sie den Druck für 30 bis 90 Sekunden – nach circa 40 Sekunden sollte der Schmerz deutlich abnehmen. Ist dies nicht der Fall, brechen Sie die Übung ab, suchen Sie sich für die Platzierung der Kugel in der Nähe der ersten Stelle einen neuen Punkt und bearbeiten Sie diesen wie beschrieben.

Ausrollen der Brustmuskulatur

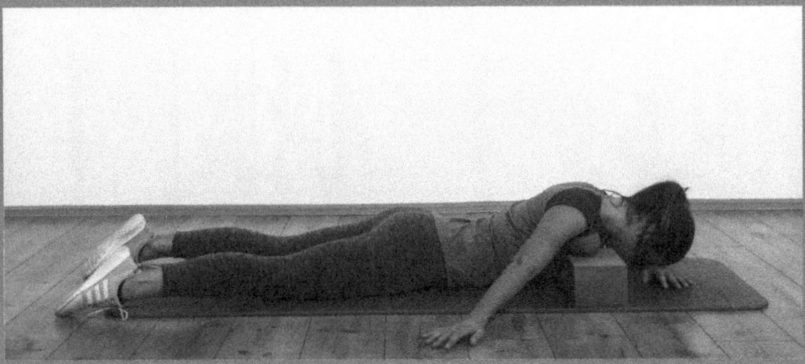

Sie benötigen: eine Faszienkugel, gegebenenfalls einen Yogablock oder eine andere Art von Erhöhung

Nehmen Sie die Bauchlage ein. Platzieren Sie die Kugel unterhalb des Schlüsselbeins zwischen Brust und Schulter. Damit ausreichend Druck auf die Kugel entsteht, kann es sinnvoll sein, eine Erhöhung zwischen Matte und Kugel zu bringen. Strecken Sie den Arm zur Seite und geben Sie so viel Gewicht, wie Sie aushalten können, auf die Kugel. Machen Sie kleine, wippende Auf-und-ab-Bewegungen. Bleiben Sie für mindestens eine Minute auf einer Seite, bevor Sie auf die andere Seite wechseln.

Hinweis: Wenn Sie zu wenig Druck spüren, nutzen Sie den Yogablock oder eine andere Erhöhung, um mehr Gewicht auf den Ball zu bringen.

Variante: Brustmuskulatur massieren

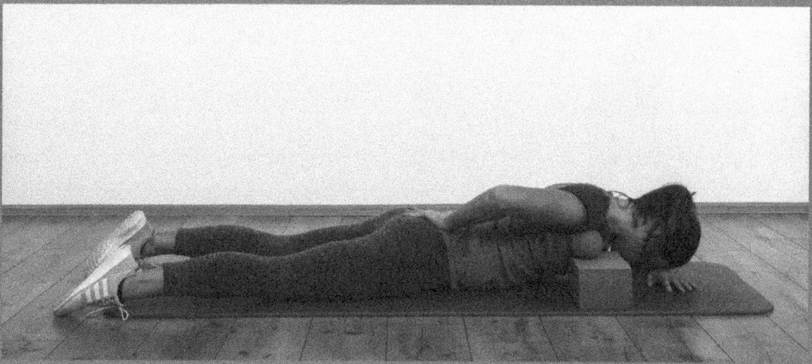

Lösen Sie den Arm ein wenig vom Boden und bewegen Sie ihn in Richtung Ihrer Beine. Drehen Sie dabei den Arm nach innen, sodass der Daumen zum Rücken zeigt. Legen Sie den Handrücken auf dem unteren Rücken ab. Führen Sie wieder kleinste Auf-und-ab-Bewegungen aus.

Tipp: Sie können das Ausrollen des Brustmuskels auch stehend an einer Wand oder an einem Türrahmen durchführen. Der ausgeübte Druck reduziert sich dadurch und die Bewegungsmöglichkeit ist etwas größer.

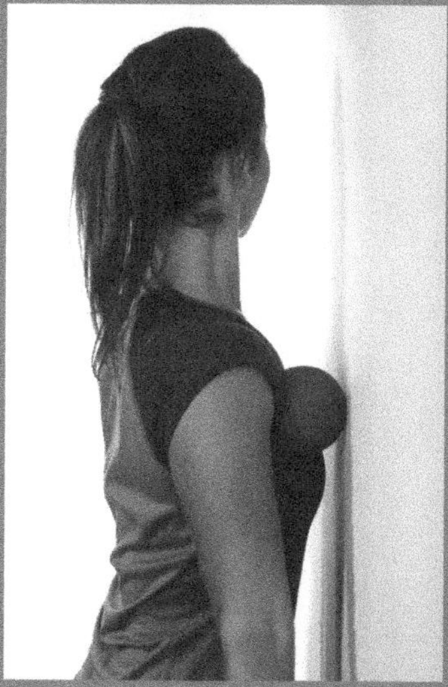

Ausrollen des äußeren Schultermuskels

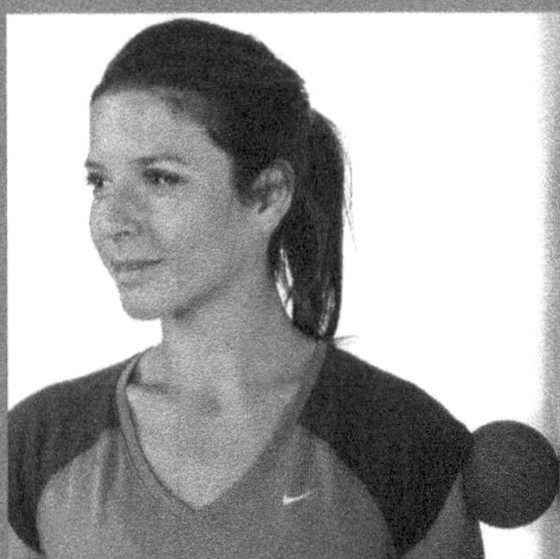

Sie benötigen: eine Faszienkugel

Stellen Sie sich seitlich zu einer Wand und platzieren Sie die Kugel zwischen Oberarm und Wand. Die Kugel befindet sich am oberen Drittel des Oberarms. Die Schulter bleibt entspannt. Bringen Sie zunächst sanft Druck auf die Kugel. Drehen Sie dann mit dem Oberkörper leicht nach rechts und links. Die Kugel rollt dabei am Oberarm auf gleichbleibender Höhe nach vorn und hinten. Verschieben Sie nach circa 30 Sekunden die Kugel ein Stück nach oben oder unten und wiederholen Sie die leichten Drehungen mit dem Oberkörper. Danach wechseln Sie die Seite.

Autsch! – Wie mit besonders schmerzhaften Punkten umgegangen wird

Info

Mit Sicherheit werden Sie, gerade wenn Sie punktuell mit der Faszienkugel arbeiten, beim Rollen Stellen aufspüren, die besonders schmerzhaft sind. Das ist völlig normal. Man nennt diese Stellen Triggerpunkte. Das sind Bereiche im Gewebe, in denen hohe Spannungen mit Schmerzpotenzial herrschen. Bleiben Sie mit der Kugel an genau diesen Stellen und bauen Sie einen angenehm unangenehmen Druck auf. Behalten Sie den Druck so lange bei, bis der Schmerz nachlässt beziehungsweise sich das Gewebe unter der Kugel entspannt.

Ausrollen des Armstreckers

Sie benötigen: eine Faszienkugel

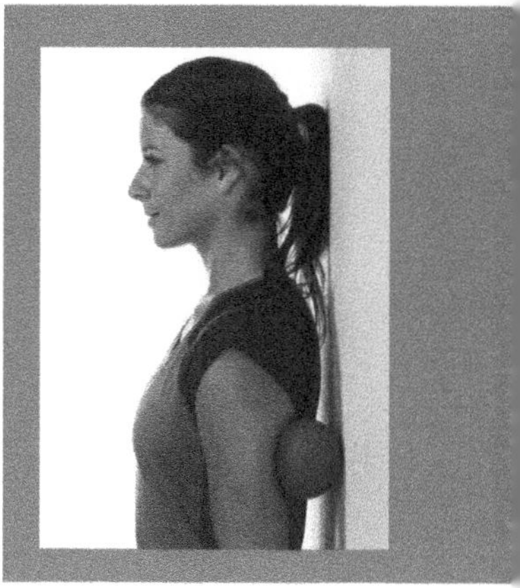

Stellen Sie sich mit dem Rücken zur Wand und platzieren Sie die Kugel zwischen Oberarmrückseite und Wand. Lassen Sie den Arm entspannt nach unten hängen. Bewegen Sie sich nun aus den Beinen auf und ab, damit die Kugel den Oberarm der Länge nach abrollen kann. Variieren Sie die Bewegung, indem Sie den Oberkörper auch nach rechts und links drehen. Rollen Sie den Oberarm für mindestens eine Minute ab und wechseln Sie dann auf die andere Seite.

Tipps

- Auf besonders spürbaren Punkten können Sie die Kugel einen Moment länger lassen. Fixieren Sie den Punkt mit der Kugel und bringen Sie mal mehr, mal weniger Druck auf die Stelle.
- Eine weitere Möglichkeit ist, den Punkt zu fixieren und den Unterarm nach vorn zu beugen, sodass etwas Zugspannung auf dem Muskel unter der Kugel zu spüren ist.

Ausrollen der Rotatorenmanschette

Sie benötigen: eine Faszienkugel

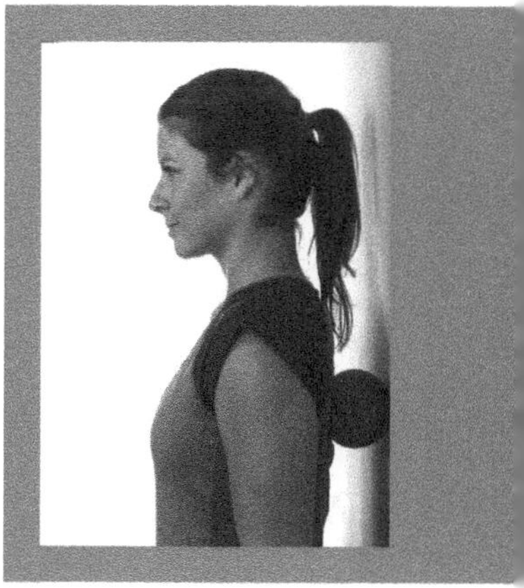

Stellen Sie sich mit dem Rücken zu einer Wand und platzieren Sie die Kugel zwischen einem der beiden Schulterblätter und der Wand. Lassen Sie den Arm entspannt nach unten hängen. Bewegen Sie sich nun aus den Beinen auf und ab, damit die Kugel das gesamte Schulterblatt abrollen kann. Rollen Sie das Schulterblatt für mindestens eine Minute in alle Richtungen ab und wechseln Sie dann auf die andere Seite.

Dehnung der Faszien und der verkürzten Muskulatur

Dehnung der Brustmuskulatur im Stehen

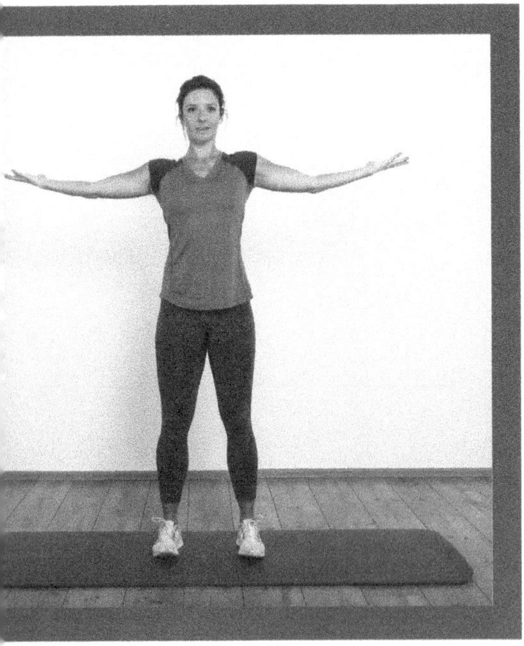

Beginnen Sie in einem aufrechten, schulterbreiten Stand. Heben Sie beide Arme bis auf Schulterhöhe zur Seite an und drehen Sie die Handflächen nach oben, die Daumen zeigen nach hinten. Öffnen Sie die Arme weit nach außen, sodass Sie eine Dehnung in der Brustmuskulatur spüren. Atmen Sie tief ein und ziehen Sie bei jedem Ausatmen die Arme etwas weiter nach hinten.

Einseitige Dehnung der Brustmuskulatur

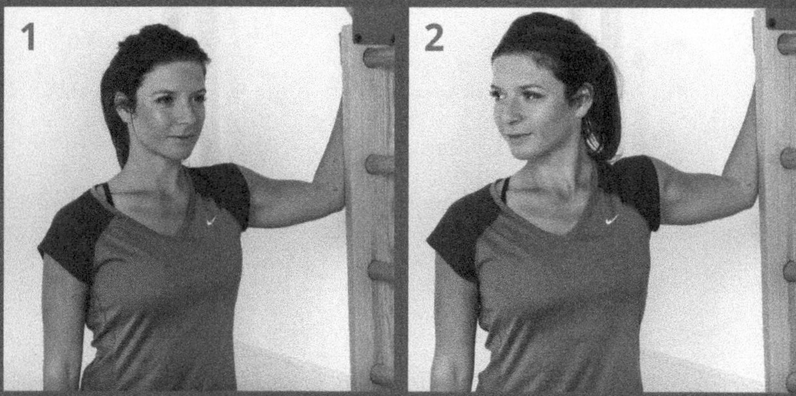

1. Stellen Sie sich seitlich zu einem Türrahmen oder einer anderen Kante, an der Sie sich festhalten können. Beugen Sie den Ellenbogen um 90 Grad und legen Sie den Unterarm am Türrahmen oder der Kante an, der Ellenbogen befindet sich dabei auf Schulterhöhe.

2. Lehnen Sie sich mit dem Oberkörper etwas nach vorn, bis Sie eine leichte Dehnung in der Brustmuskulatur wahrnehmen. Drehen Sie sich dann mit dem Oberkörper leicht vom Türrahmen weg, sodass die Dehnung intensiver wird. Bleiben Sie für circa eine Minute in der Endposition, anschließend wiederholen Sie die Dehnung auf der anderen Seite.

Hinweis: Achten Sie darauf, dass Sie die Schultern, vor allem die Schulter auf der zu dehnenden Seite, locker und entspannt halten und nicht nach oben ziehen.

Dehnung der Brustmuskulatur mit Superband

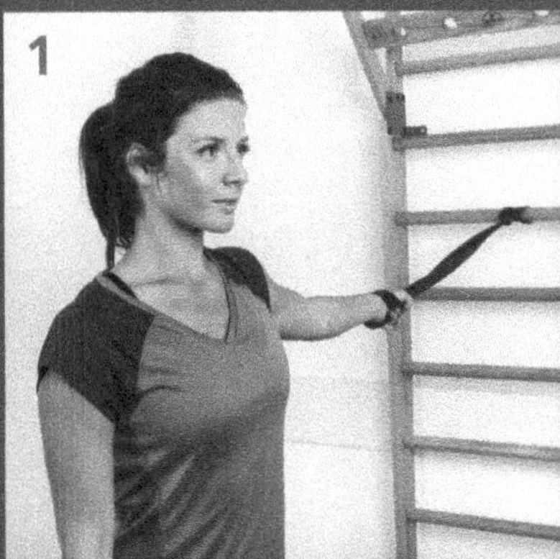

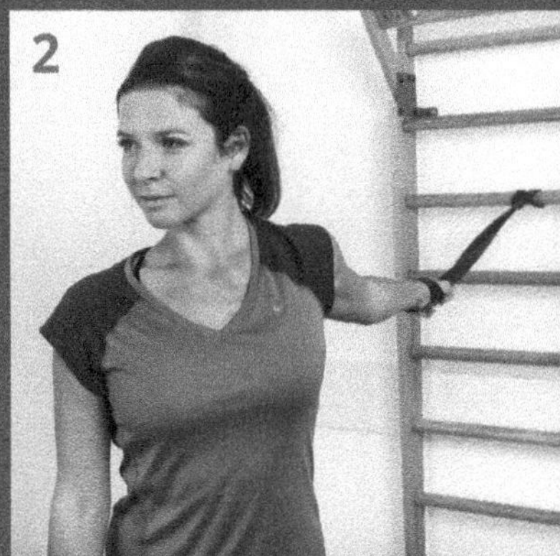

Sie benötigen: ein elastisches Gummiband (Super- oder Gymnastikband)

1. Befestigen Sie das Gummiband auf Schulterhöhe an einem festen Gegenstand, sodass es eine Schlaufe bildet. Stellen Sie sich seitlich zur Verankerung des Bandes. Greifen Sie mit der entsprechenden Hand in die Schlaufe und halten Sie beide Seiten der Schlaufe fest. Bewegen Sie sich so weit vom Verankerungspunkt weg, dass sich Ihr gestreckter Arm in Verlängerung des Bandes befindet und Sie eine leichte Zugspannung auf dem Band wahrnehmen.

2. Um die Dehnung im Brustmuskel zu spüren, drehen Sie den Körper vom Verankerungspunkt weg. Das Band fixiert Ihre bandnahe Schulter, während sich die andere nach hinten aufdreht. Bleiben Sie für mindestens eine Minute in dieser Position, bevor Sie auf die andere Seite wechseln. Sie können den Zug variieren, indem Sie sich mit jedem Ausatmen etwas mehr in die Dehnung drehen.

Dehnung der Brustmuskulatur im Liegen

1 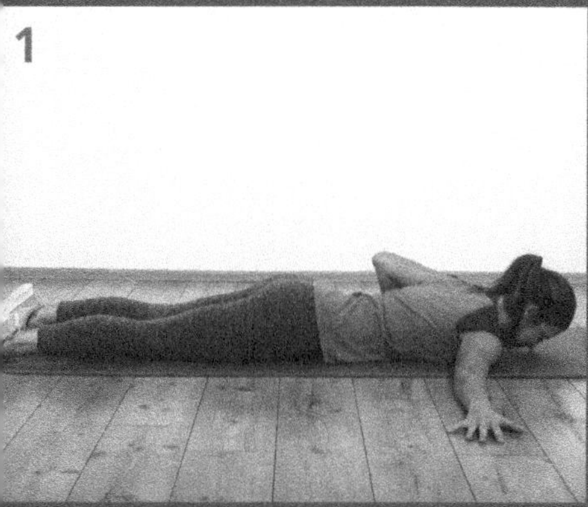

2 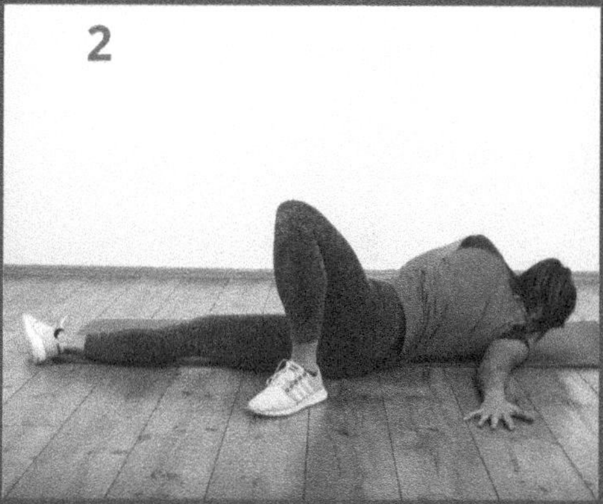

1. Nehmen Sie die Bauchlage ein, die Füße sind gestreckt. Strecken Sie den rechten Arm auf Schulterhöhe zur Seite aus. Die Handfläche liegt auf dem Boden. Stellen Sie die linke Hand unterhalb der Schulter auf. Beide Beine sind zunächst ausgestreckt.

2. Um die Dehnposition einzunehmen, stellen Sie das linke Bein über das rechte und drehen den gesamten Körper nach links auf. Die linke Hand stützt weiter den Körper ab. Drehen Sie sich so weit nach links auf, bis Sie eine Dehnung im rechten Brustmuskel spüren. Der Blick ist zum Boden gerichtet. Halten Sie die Dehnung für 45 bis 60 Sekunden und wechseln Sie anschließend auf die andere Seite.

Hinweis: Viele empfinden es als angenehmer, den Kopf abzulegen, wie bei der folgenden Variante gezeigt.

Variante: Intensivere Dehnung der Brustmuskulatur

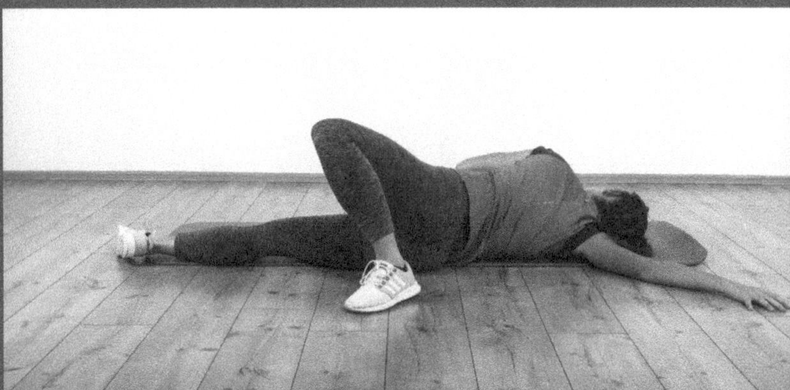

Nehmen Sie die Ausgangsposition von Seite 71 ein, platzieren Sie den Arm aber oberhalb der Schulter. Drehen Sie sich zur Seite auf und legen Sie den Kopf in der entgegengesetzten Richtung ab. Bei dieser Dehnung erreichen Sie gezielter die oberen Anteile der Brustmuskulatur.

Dehnung der Brustmuskulatur für Überkopfbewegungen

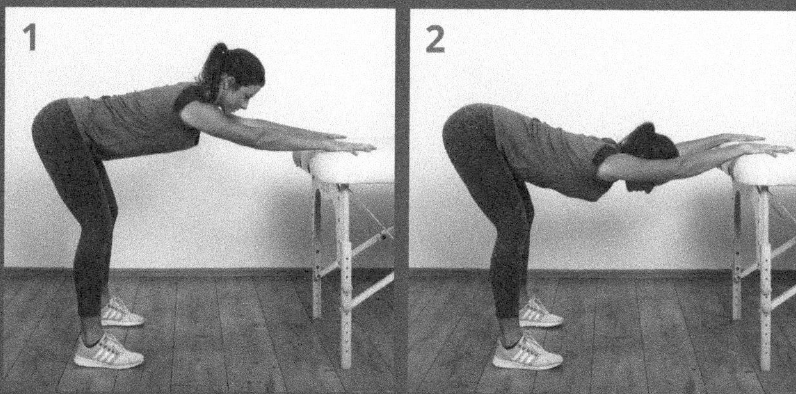

Sie benötigen: einen Tisch oder eine ähnlich hohe Möglichkeit, Ihre Hände aufzulegen

1. Stellen Sie sich mit etwa einer Beinlänge Abstand frontal zu einem Tisch. Neigen Sie sich mit dem Oberkörper nach vorn und legen Sie die Handflächen mindestens schulterbreit auf den Tisch auf. Beugen Sie die Knie etwas und halten Sie die Wirbelsäule gestreckt.

2. Lassen Sie sich mit dem Oberkörper durch die geöffneten Arme nach unten sinken. Winkeln Sie gegebenenfalls die Knie etwas mehr an, damit der Rücken gerade bleibt. Halten Sie zunächst für einige Sekunden an der für Sie tiefsten Position. Lassen Sie sich dann mit jedem Ausatmen noch etwas weiter nach unten sinken. Bleiben Sie in der Position für mindestens eine Minute und kommen Sie dann langsam wieder nach oben zurück.

Tipp: Vergrößern Sie den Abstand zwischen den Händen, um den Zug auf die Brustmuskulatur zu verändern und so die unterschiedlichen Anteile der Brustmuskulatur zu dehnen.

Seitliche Dehnung im Stehen

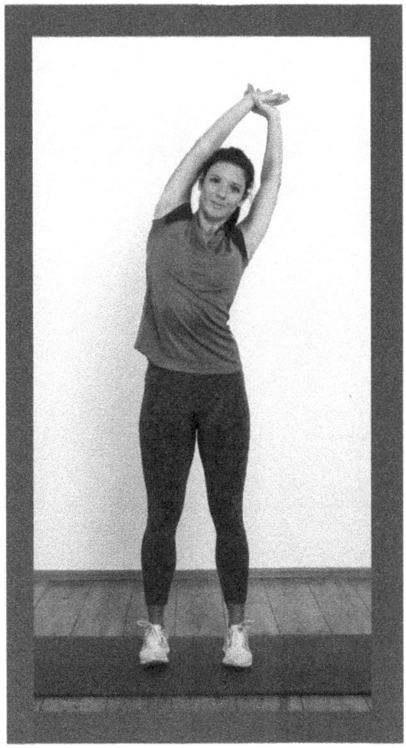

Beginnen Sie in einem aufrechten, hüftbreiten Stand. Führen Sie die Arme über die Seite nach oben und greifen Sie mit der linken Hand das rechte Handgelenk. Ziehen Sie sich mit der linken Hand weit nach oben. Neigen Sie sich dann zur linken Seite. So wird die rechte Körperseite in die Länge gezogen. Schieben Sie den Brustkorb noch etwas mehr nach rechts, um die Dehnung zwischen Schulter und Taille zu intensivieren. Halten Sie die Dehnung für mindestens 30 Sekunden, bevor Sie auf die andere Seite wechseln.

Hinweis: Der Oberkörper zeigt immer nach vorn. Aber achten Sie darauf, dass die rechte beziehungsweise linke Schulter nicht nach vorn sinkt.

Seitliche Dehnung mit Superband

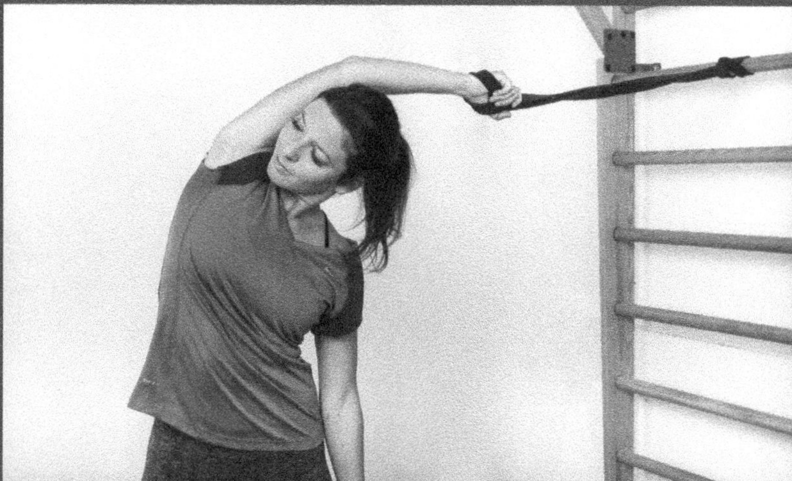

Sie benötigen: ein elastisches Gummiband (Super- oder Gymnastikband)

Befestigen Sie das Gummiband auf Schulterhöhe an einem festen Gegenstand, sodass es eine Schlaufe bildet. Stellen Sie sich seitlich zur Verankerung. Nehmen Sie das Band in die vom Verankerungspunkt entfernte Hand. Führen Sie das Handgelenk in die Schlaufe des Bands und halten Sie beide Seiten der Schlaufen fest. Führen Sie den Arm nach oben. Die Schulter bleibt unten. Lassen Sie viel Platz zwischen Ohr und Schulter. Bewegen Sie sich so weit vom Verankerungspunkt weg, dass Sie eine Zugspannung auf dem Band spüren. Treten Sie nun mit dem vom Verankerungspunkt entfernten Bein einen Schritt nach außen und schieben Sie den Oberkörper nach außen, bis Sie eine Dehnung in der seitlichen Rumpfmuskulatur spüren. Drehen Sie die rechte Schulter nach hinten auf und ziehen Sie sich in die Länge. Halten Sie die Dehnung für mindestens eine Minute und wechseln Sie anschließend auf die andere Seite.

Trizepsdehnung

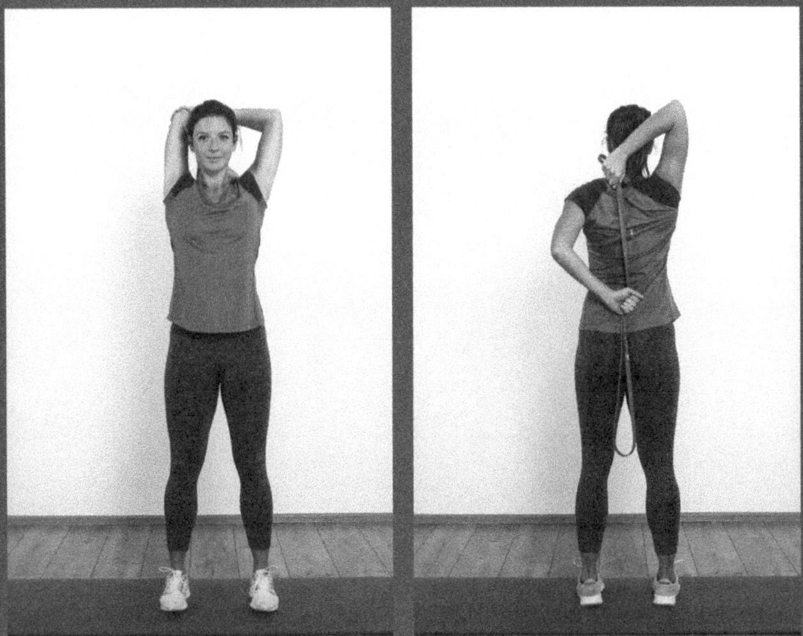

Nehmen Sie einen aufrechten, hüftbreiten Stand ein. Strecken Sie den rechten Arm nach oben und beugen Sie den Ellenbogen, sodass Sie mit den Fingerspitzen in Richtung linkes Schulterblatt gelangen. Greifen Sie mit der linken Hand den rechten Ellenbogen, um ihn zu fixieren und die Dehnung bei Bedarf zu verstärken.

Hinweis: Achten Sie bei der Ausführung auf die aufrechte Haltung Ihres Kopfs.

Tipp: Verwenden Sie gegebenenfalls ein Handtuch oder ein elastisches Band (Super- oder Gymnastikband). Nehmen Sie das Band in die rechte Hand und kommen Sie in die Ausgangsposition. Greifen Sie mit der linken Hand von unten das Band und ziehen Sie sanft den rechten Arm in die Dehnung.

Stabilisation des Schulterblatts und Kräftigung der Rotatorenmanschette

Schulterblattstabilisation mit Stab

Sie benötigen: einen Stab

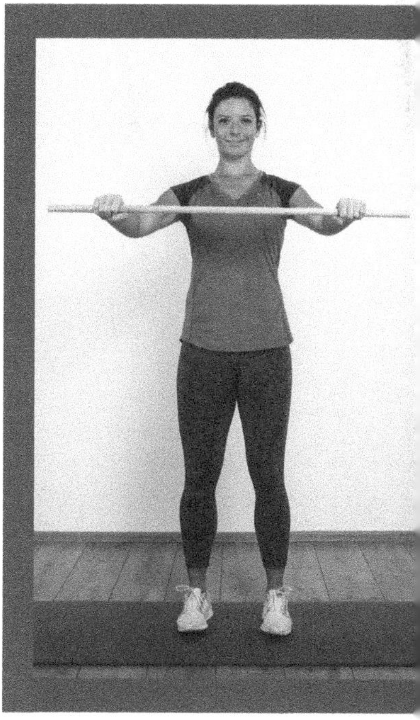

Nehmen Sie einen aufrechten, hüftbreiten Stand ein. Greifen Sie einen Stab schulterbreit und heben Sie die Arme bis maximal Schulterhöhe nach vorn an. Stellen Sie sich vor, Sie würden die beiden Stabenden nach unten zusammendrücken, als würden Sie den Stab nach oben biegen wollen. Spüren Sie, wie sich Ihre Schulterblätter aktiv anspannen. Halten Sie die Spannung für 10 bis 20 Sekunden und reduzieren Sie sie dann für wenige Sekunden. Wiederholen Sie das aktive Anspannen mit den kurzen Pausen mindestens 3-mal.

Hinweis: Die Übung wird statisch ausgeführt. Es findet also keine dynamische Bewegung statt. Achten Sie darauf, dass Ihre Atmung dennoch frei fließt und Sie nicht die Luft anhalten.

Schulterblattstabilisation im Vierfüßlerstand

1. Nehmen Sie den Vierfüßlerstand mit hüftbreit geöffneten Knien ein. Die Hände sind schulterbreit platziert, die Handgelenke befinden sich direkt unter den Schultern. Die Knie sind unter den Hüften platziert. »Entriegeln« Sie Ihre Gelenke, das heißt, Sie beugen die Ellenbogen, lösen die stabilisierende Spannung aus den Schultern und lassen den Oberkörper nach unten sinken. Sie machen also das, was Sie in einer stabilen Position nicht machen sollten. Denn nun zeigen die Ellenbogen nach außen und die Schultern ziehen in Richtung Ohren.

2. Im nächsten Schritt »verriegeln« Sie die Gelenke (Handgelenk, Ellenbogen und Schulter) ganz bewusst. Drehen Sie die Hände gefühlt nach außen und in die Matte hinein. Die Finger zeigen aber weiterhin nach vorn, die Hand bewegt sich nicht. Dadurch drehen sich die Ellenbogen von außen mehr nach innen. Die Ellenbogen zeigen dann nach vorn. Strecken Sie aktiv die Arme. Durch das Verschrauben spüren Sie gleichzeitig, wie sich die Schultern von den Ohren wegbewegen und die Schulterblätter sich zusammenziehen. In dieser Position sind die Schulterblätter stabil und Ihre Schulterblattmuskulatur arbeitet statisch. Wiederholen Sie diesen Entriegelungs- und Verriegelungsvorgang einige Male.

3. Setzen Sie die Fußspitzen auf und lösen Sie die Knie nur wenige Zentimeter von der Matte. Dabei verändert sich die Körperposition nicht. Halten Sie die Verriegelung aktiv. Sie spüren, wie Ihre Schulterblätter nun mehr arbeiten müssen. Halten Sie die schwebende Position für 20 bis 30 Sekunden. Setzen Sie die Knie kurz ab, entriegeln Sie die Gelenke und starten Sie dann erneut mit der Verriegelung und dem Knieheben. Wiederholen Sie das Knieheben 3-mal.

1

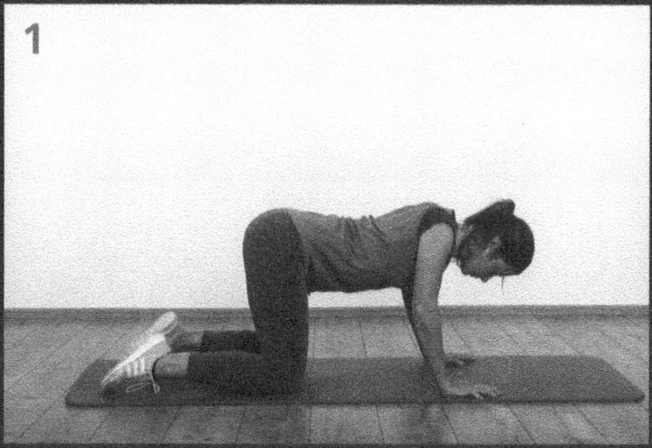

2

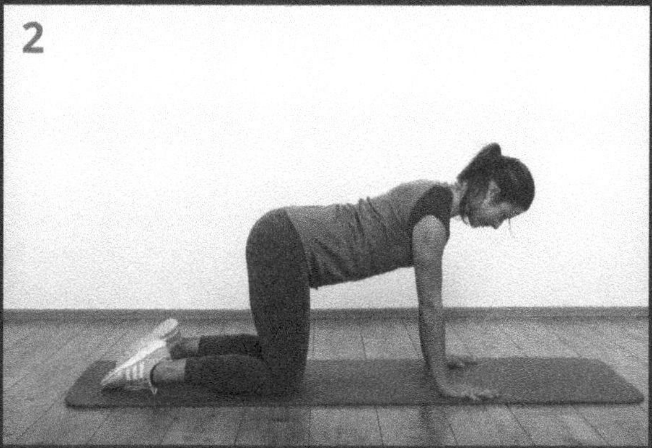

3

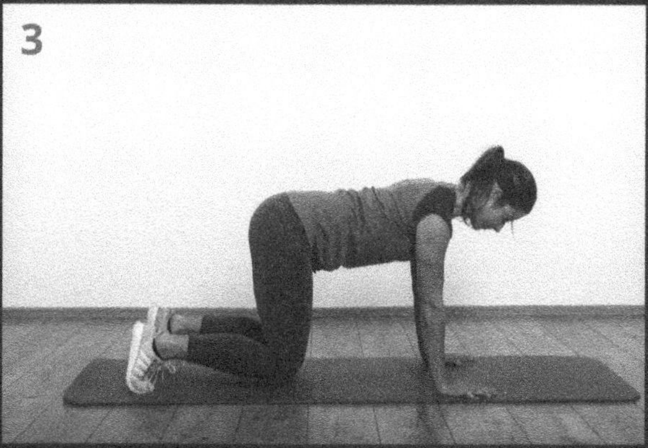

Variante: Schulterblattstabilisation im schwebenden Vierfüßlerstand

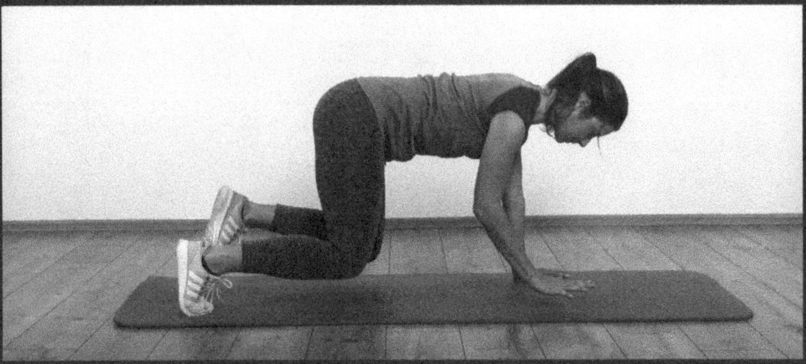

Reduzieren Sie die stabilisierenden Auflagepunkte, um die Übung zu einer größeren Herausforderung werden zu lassen. Lösen Sie in der schwebenden Position zunächst jeweils einen Fuß oder eine Hand knapp von der Matte. Halten Sie diese Position ein paar Sekunden, setzen Sie die Hand wieder ab und lösen Sie beispielsweise den gegenüberliegenden Fuß. Sollte das gut funktionieren, können Sie auch die andere Hand und den diagonal gegenüberliegenden Fuß gleichzeitig lösen. Diese Variante lässt sich natürlich auch aus dem klassischen Vierfüßlerstand mit abgelegten Knien durchführen.

Schulterblattzentrierung mit Superband

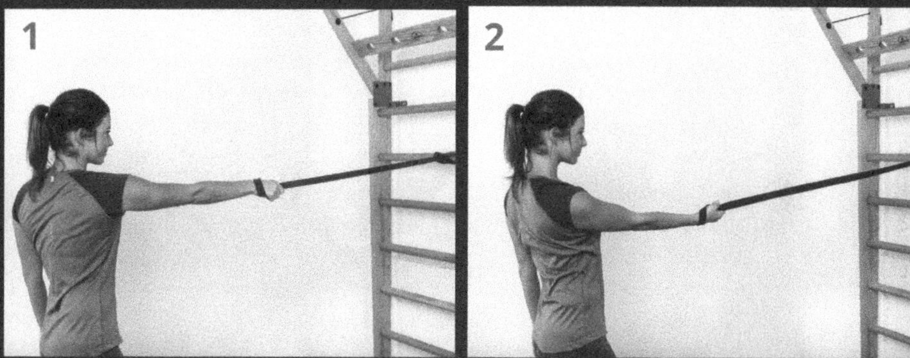

Sie benötigen: ein elastisches Gummiband (Super- oder Gymnastikband)

1. Befestigen Sie das Band auf Schulterhöhe an einem festen Gegenstand, sodass es eine Schlaufe bildet. Stellen Sie sich frontal zur Verankerung des Bandes. Führen Sie das rechte Handgelenk in die Schlinge und halten Sie beide Seiten der Schlaufe fest. Der Handrücken zeigt nach oben. Das Band befindet sich nun in Verlängerung zu Ihrem Arm. Gehen Sie so weit zurück, bis Sie eine deutliche Zugspannung auf dem Band spüren und der Arm aus der Schulter nach vorn gezogen wird. Ihre rechte Schulterblattmuskulatur ist in dieser Position völlig entspannt.

2. Ziehen Sie nun die Schulterblätter der rechten Schulter nach hinten zusammen und nach unten. Drehen Sie den Arm nach außen, sodass die Handfläche nach oben zeigt. Lösen Sie langsam und kontrolliert die Spannung und lassen Sie den Arm wieder nach vorn lang werden. Wiederholen Sie das Lösen und Anspannen der Schulterblätter 10- bis 15-mal und wechseln Sie dann die Seite.

Krabbeln

1. Nehmen Sie den Vierfüßlerstand ein. Die Hände sind schulterbreit geöffnet und direkt unter den Schultern platziert. Setzen Sie die Fußspitzen hüftbreit auf und lösen Sie die Knie knapp von der Matte.

2. Beginnen Sie nun zu krabbeln, indem Sie die rechte Hand und den linken Fuß knapp von der Matte lösen. Setzen Sie Hand und Fuß 10 bis 15 Zentimeter weiter vorn gleichzeitig und kontrolliert wieder auf.

3. Lösen Sie nun die linke Hand und den rechten Fuß von der Matte, bewegen Sie sich knapp über der Matte weiter nach vorn und setzen Sie Hand und Fuß wieder gleichzeitig ab. Wiederholen Sie diesen Vorgang und bewegen Sie sich mit kleinen Schritten vorwärts. Laufen Sie 5 bis 10 Schritte, machen Sie dann eine Pause und legen Sie den Weg rückwärts wieder zurück.

Hinweis: Es findet so wenig Bewegung wie möglich statt. Die Hände und Füße sowie die Knie sollten Sie so knapp wie möglich über dem Boden halten. Dadurch bleibt die Grundposition (Vierfüßlerstand) fast unverändert. Außerdem gilt: Je langsamer Sie sich vorwärtsbewegen, also je länger Sie nur auf zwei Standbeinen stehen, desto anspruchsvoller ist die Ausführung.

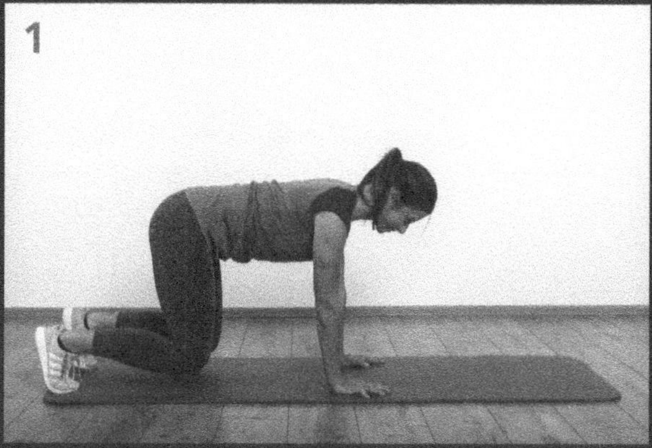
1

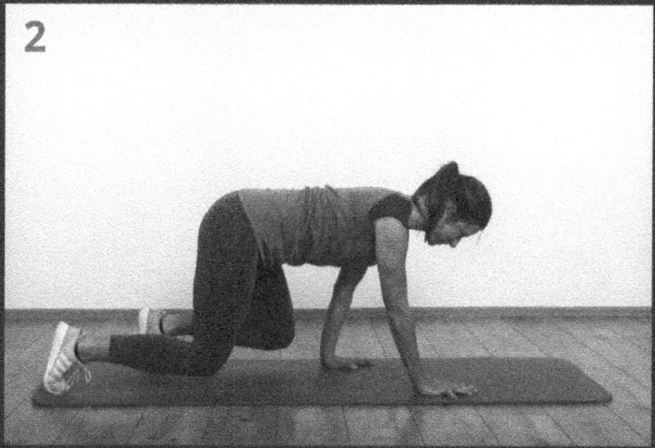
2

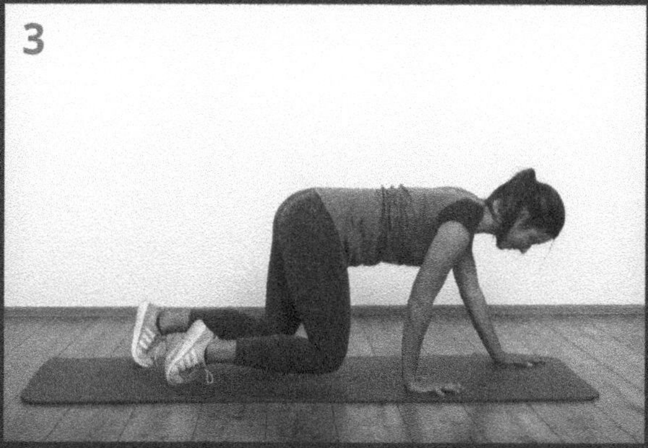
3

Serratusstütz

1. Nehmen Sie eine Seitenlage ein und winkeln Sie die Knie um 90 Grad an. Richten Sie den Oberkörper auf, indem Sie sich seitlich mit einem Arm abstützen. Das Becken bleibt auf dem Boden. Achten Sie darauf, dass Ihr Oberkörper mit der Hüfte und den Knien eine gerade Linie bildet.

2. »Verschrauben« Sie den stützenden Arm. Drehen Sie die Hand bewusst fest in die Matte, strecken Sie den Ellenbogen und drehen Sie die Ellenbogenbeuge nach vorn. Die Schulter rotiert dabei nach außen und Sie spüren, wie sich Ihre Schulterblattmuskulatur aktiviert, um die Schulter zu fixieren. Heben Sie das Becken an, sodass Ihr Oberkörper mit dem Oberschenkel eine diagonale Linie bildet. Halten Sie diese Position je nach Kraftniveau für mindestens 30 Sekunden und bis zu einer Minute. Wechseln Sie anschließend auf die andere Seite. Wiederholen Sie den Serratusstütz auf beiden Seiten 2- bis 3-mal.

Kleiner Muskel, große Wirkung

Info

Es gibt einen guten Grund, warum die Aktivierung des vorderen Sägemuskels *(Musculus serratus anterior)* so wichtig ist: Dieser kleine Muskel, der von der Brust aus seitlich in Richtung Rücken verläuft, verbindet das Schulterblatt mit dem Brustkorb, damit das Schulterblatt nicht nach außen wegklappt wie eine offene Tür.

1

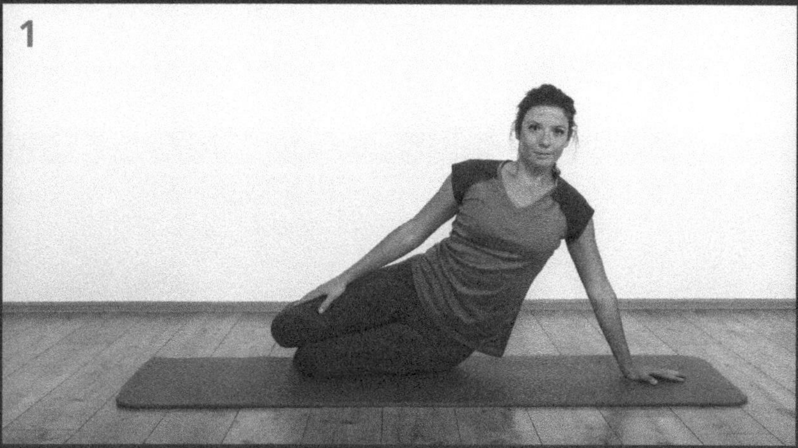

2

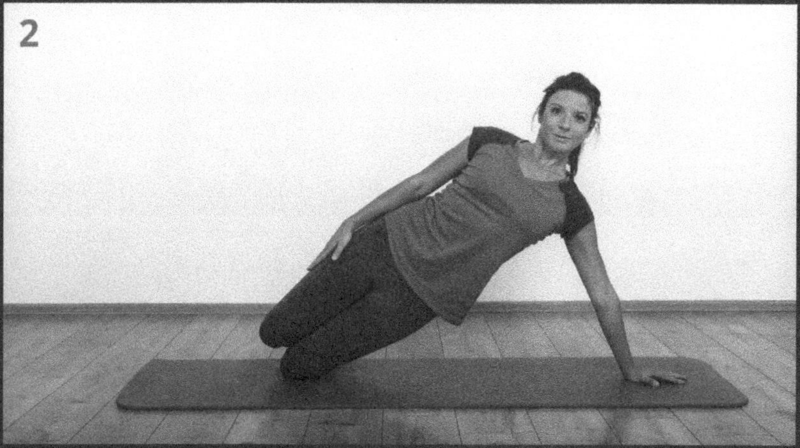

Variante 1: Einbeinig gestreckter Serratusstütz

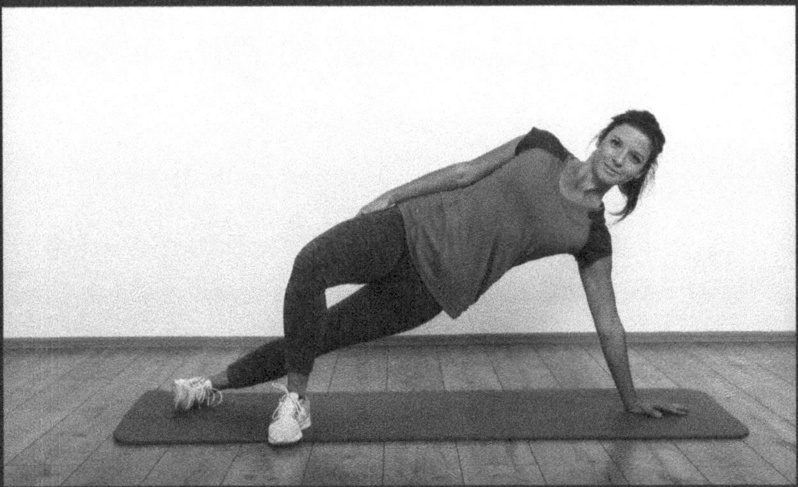

Als Steigerung können Sie beide Beine strecken. Stellen Sie aus dieser Position das obere Bein als Stütze vor dem gestreckten Bein auf.

Variante 2:
Gestreckter Serratusstütz

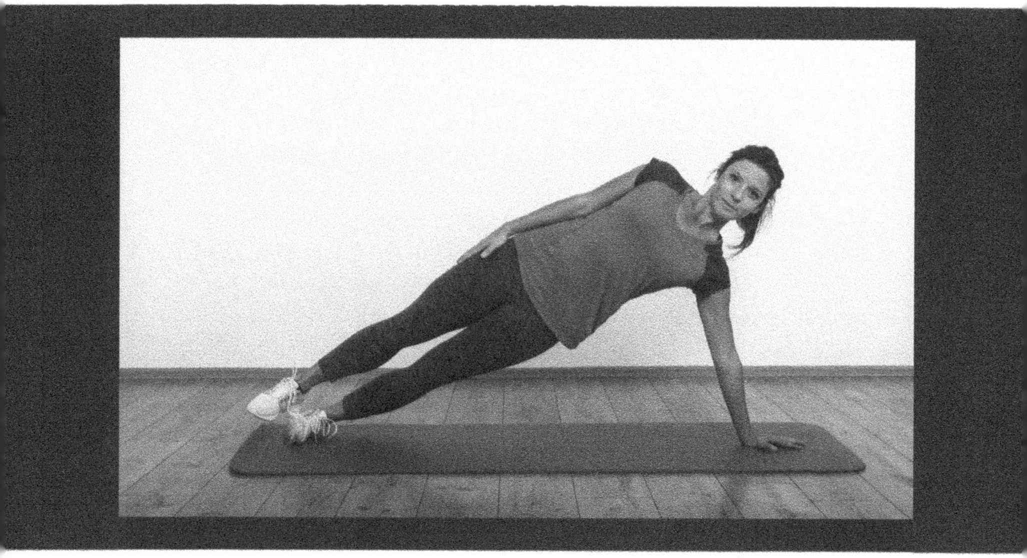

Mit gestreckten Beinen ist die Hebelwirkung am größten. Hier muss Ihre Schulter die größte Stützarbeit leisten. Sollten Sie spüren, dass Ihre Schulter an Stabilität verliert, stellen Sie das obere Bein wie in Variante 1 nach vorn. Die stabile Schulter hat immer Priorität.

Außenrotation aus der Seitenlage mit Zusatzgewicht

Sie benötigen: ein Zusatzgewicht, zum Beispiel eine kleine Wasserflasche oder eine Kurzhantel

1. Nehmen Sie die Seitenlage ein. Winkeln Sie die Beine an und stützen Sie sich seitlich auf einem Unterarm ab. Achten Sie darauf, dass sich Ihre stützende Schulter vom Ohr wegbewegt. Nehmen Sie das Zusatzgewicht (Kurzhantel oder Wasserflasche) in die freie Hand. Legen Sie den Oberarm an den Oberkörper an und winkeln Sie den Ellenbogen um 90 Grad an. Ihre Hand zeigt in dieser Position gerade nach vorn.

2. Halten Sie den Oberarm fixiert und drehen Sie nun den Unterarm nach oben. Anschließend kommen Sie wieder in die Ausgangsposition zurück. Wiederholen Sie die Außenrotation auf einer Seite 10- bis 15-mal, bevor Sie auf die andere Seite wechseln.

Tipp: Mit dieser Übung schlagen Sie zwei Fliegen mit einer Klappe. Wie beschrieben trainieren Sie durch das Rotieren des oberen Arms die Schulteraußenrotatoren. Gleichzeitig arbeitet Ihre Schulterblattmuskulatur der unteren Schulter stützend und stabilisierend.

1

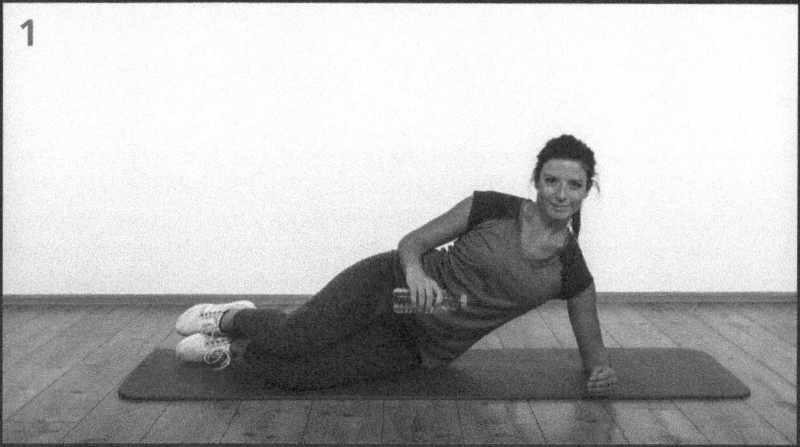

2

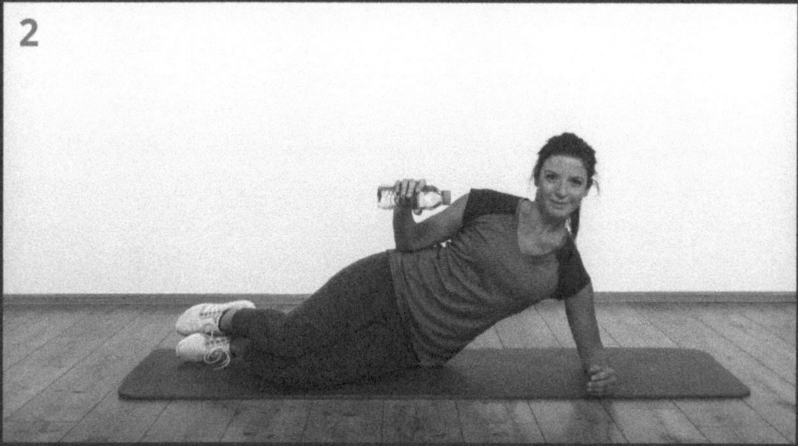

Schulteraußenrotation mit Superband

Sie benötigen: ein elastisches Gummiband (Super- oder Gymnastikband)

1. Befestigen Sie das Band auf Höhe des Bauchs an einem festen Gegenstand, sodass es eine Schlaufe bildet. Stellen Sie sich seitlich zur Verankerung des Bandes. Wenn Sie mit dem rechten Arm beginnen möchten, drehen Sie sich mit der linken Schulter zum Verankerungspunkt. Legen Sie die Bandschlaufe um das rechte Handgelenk. Beugen Sie den Ellenbogen um 90 Grad, sodass der Unterarm nach vorn und der Daumen nach oben zeigen. Fixeren Sie den Oberarm am Oberkörper. Bewegen Sie sich so weit vom Verankerungspunkt weg, bis Sie eine Zugspannung auf dem Band wahrnehmen.

2. Um die Schulteraußenrotatoren zu trainieren, bewegen Sie den Unterarm nach rechts außen. Drehen Sie nur so weit, dass der Oberarm am Oberkörper fixiert bleibt. Halten Sie die rechte Schulter unten. Kommen Sie anschließend wieder in die Ausgangsposition zurück und wiederholen Sie die Bewegung 10- bis 15-mal. Danach wechseln Sie die Seite.

1

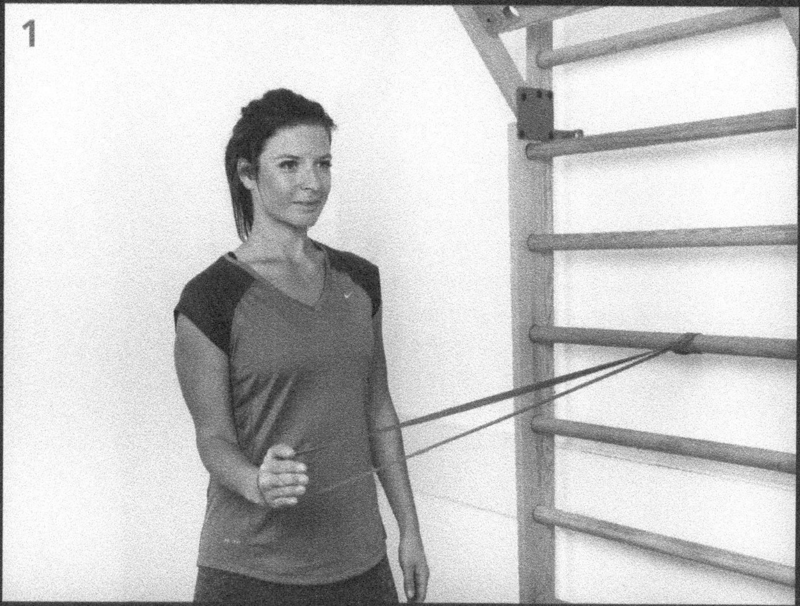

2

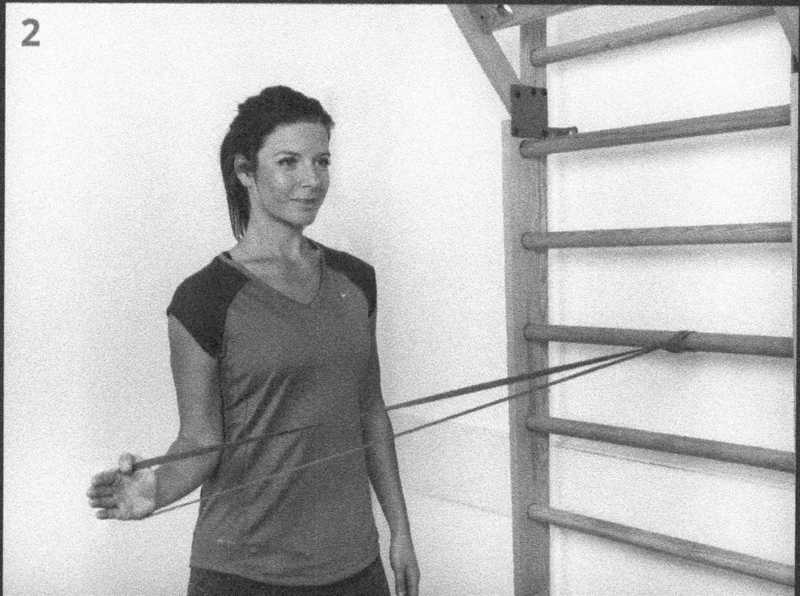

Rudern mit Superband

Sie benötigen: ein elastisches Gummiband (Super- oder Gymnastikband)

1. Befestigen Sie das Band auf Schulterhöhe an einem festen Gegenstand, sodass es eine Schlaufe bildet. Stellen Sie sich frontal zur Verankerung des Bandes. Führen Sie das rechte Handgelenk in die Schlinge und halten Sie beide Seiten fest. Der Handrücken zeigt nach oben. Das Band befindet sich nun in Verlängerung zum Arm. Gehen Sie so weit zurück, bis Sie eine deutliche Zugspannung auf dem Band spüren.

2. Ziehen Sie nun das rechte Schulterblatt nach hinten zusammen und nach unten. Drehen Sie den Arm nach außen, sodass die Handfläche nach oben zeigt. Lösen Sie langsam und kontrolliert die Spannung und lassen Sie den Arm wieder nach vorn lang werden. Wiederholen Sie das Lösen und Anspannen der Schulterblätter auf der Seite 10- bis 15-mal und wechseln Sie dann auf die andere Seite.

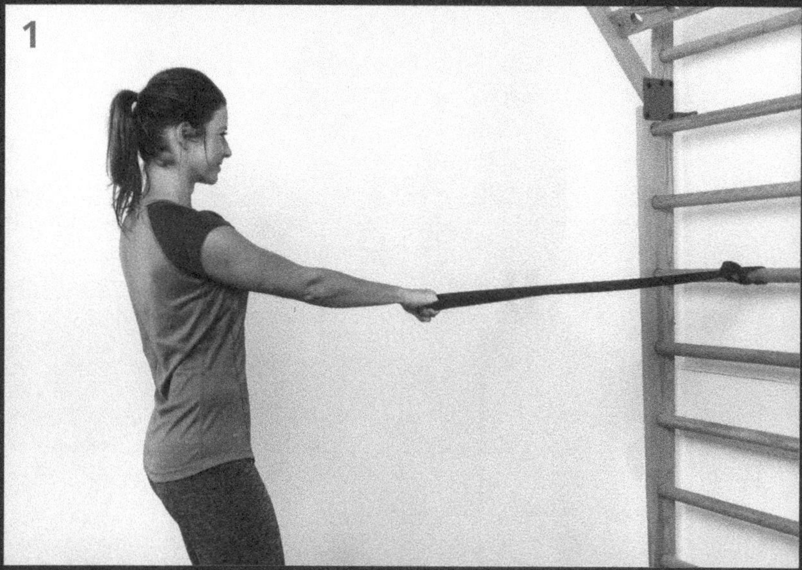
1

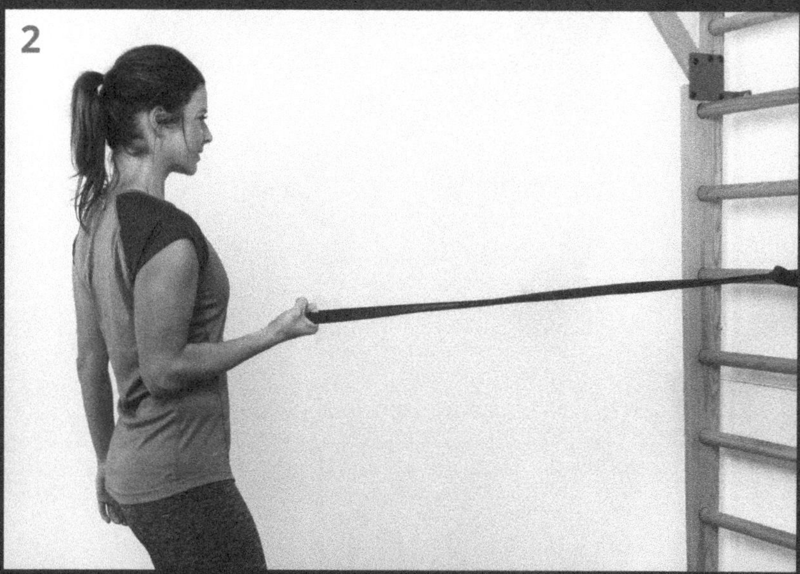
2

Sechs Tipps für den Alltag

Sie können bereits in Ihren Alltag ohne viel Aufwand kurze Übungen oder Bewegungsmuster integrieren, die vorbeugend gegen das Auftreten von Schmerzen wirken.

1. Eine aufrechte Haltung und somit schonende Position für das Schultergelenk sollte mehrmals am Tag bewusst eingenommen werden, besonders bei klassischer Schreibtischarbeit. Richten Sie hierzu Ihre Wirbelsäule immer wieder bewusst auf und schieben Sie sie aktiv nach hinten und unten, sodass viel Raum zwischen den Schultern und den Ohren entsteht.

2. Eine regelmäßige Mobilisation wie Schulterkreisen hilft, das Gelenk zu durchbluten, und regt die Nährstoffversorgung an. Gerade bei bestehenden Verletzungen tragen diese sanften Bewegungen zu einer besseren Genesung und Regeneration bei.

3. Vermeiden Sie einseitige Belastungen wie das Einklemmen des Telefonhörers zwischen Schulter und Ohr oder das einseitige Tragen von Taschen. Steigen Sie auf einen Rucksack um oder wechseln Sie beim langen Telefonieren regelmäßig die Hand.

4. Wenn Sie viel am Schreibtisch sitzen, sollten Sie mehrmals am Tag die Brustmuskulatur dehnen. Bestens geeignet dafür sind alle Übungen zur Dehnung der Brustmuskulatur auf den Seiten 68 bis 73.

5. Achten Sie bei Ihrem regelmäßigen Krafttraining darauf, dass das Oberkörpertraining ausgeglichen ist und sowohl Zug- als auch Druckübungen beinhaltet.

6. Sollten Sie eine Sportart mit Überkopfbewegungen betreiben, ist es sinnvoll, zu Trainingsbeginn ein schulterspezifisches Aufwärmprogramm durchzuführen. Dazu eignen sich die Mobilisationsübungen auf den Seiten 38 bis 59.

Das sanfte Mobilisationsprogramm bei akuten Schulterschmerzen

Auch wenn Sie unter akuten Schmerzen leiden und Ihnen jede Art von aktiver Bewegung zusätzliche Beschwerden bereitet, ist es wichtig, nicht in Bewegungslosigkeit und Schonhaltungen zu verharren. Das folgende sanfte Programm hilft Ihnen, Ihre Schultern mit so wenig Belastung wie möglich zu mobilisieren. Die Schwung- und Pendelbewegungen benötigen keinen Kraftaufwand und können so variiert werden, dass Sie sich mit Ihrer Schulter tatsächlich nur im schmerzfreien Bereich bewegen. Die Massage- und Dehnübungen senken die Spannung im Schulter-Nacken-Bereich und lassen Sie wieder beweglich werden. Das Programm kann bei Bedarf täglich durchgeführt werden. Nehmen Sie sich für dieses Programm täglich etwa 20 Minuten Zeit und führen Sie die Übungen wie bei den einzelnen Übungen beschrieben durch. Hier finden Sie alle Angaben zur Wiederholungszahl und Dauer der Übungsausführung.

Baustein	Übung
Mobilisation für Schulter und Brustwirbelsäule	▶ Hängen, Seite 42/43 ▶ Schwingen, Seiten 38–41 ▶ Strecken und Beugen im Vierfüßlerstand, Seite 50/51
Selbstmassage zum Lösen von Verspannungen	▶ Ausrollen der Brustmuskulatur, Seite 64 ▶ Ausrollen der Rotatorenmanschette, Seite 67 ▶ Ausrollen der Brustwirbelsäule, Seite 61 ▶ Ausrollen des großen Rückenmuskels, Seite 62
Dehnung der Faszien und der verkürzten Muskulatur	▶ Einseitige Dehnung der Brustmuskulatur, Seite 69

Rundum fitte Schultern – Präventionsprogramm für belastbare Schultern

Ihre Schultern sind nach einer akuten Schmerzphase wieder schmerzfrei und belastbar? Dann ist dieses Programm genau das Richtige, um auch langfristig die Gesundheit Ihrer Schultern zu erhalten. In diesem Programm sind alle vier Bausteine des Schultertrainings enthalten. Nehmen Sie sich für das gesamte Programm etwa 30 Minuten Zeit. Wir empfehlen Ihnen, das Programm 2- bis 3-mal pro Woche durchzuführen, jeweils mit mindestens einem Tag Erholungspause dazwischen.

Baustein	Übung
Mobilisation für Schulter und Brustwirbelsäule	▶ Schulterkreisen, Seite 44/45 ▶ Schwingen, Seiten 38–41 ▶ Schulterzirkel mit Superband, Seite 48/49 ▶ Strecken über der Faszienrolle, Seite 56/57 ▶ Rotation aus dem Vierfüßlerstand, Seite 54/55
Selbstmassage zum Lösen von Verspannungen	▶ Ausrollen des großen Rückenmuskels, Seite 62 ▶ Ausrollen der Brustmuskulatur an der Wand, Seite 65 ▶ Ausrollen des äußeren Schultermuskels, Seite 66 ▶ Ausrollen des Armstreckers, Seite 67
Dehnung der Faszien und der verkürzten Muskulatur	▶ Dehnung der Brustmuskulatur im Stehen, Seite 68 ▶ Seitliche Dehnung im Stehen, Seite 74 ▶ Trizepsdehnung, Seite 76
Stabilisation des Schulterblatts und Kräftigung der Rotatorenmanschette	▶ Schulterblattstabilisation im Vierfüßlerstand, Seite 78/79 ▶ Serratusstütz, Seite 84/85 ▶ Außenrotation aus der Seitenlage mit Zusatzgewicht, Seite 88/89

Das Morgenprogramm – mit mehr Beweglichkeit in den Tag starten

Es gibt nichts Besseres für Ihre Schulter, als bewegt in den Tag zu starten. In diesem Programm erwarten Sie sanfte Wohlfühlübungen, die Ihren Schultergürtel in Schwung bringen und Sie optimal auf den Tag vorbereiten. Dieses Training kann täglich durchgeführt werden und kostet Sie maximal 15 Minuten am Morgen.

Baustein	Übung
Mobilisation für Schulter und Brustwirbelsäule	▶ Schwingen, Seiten 38–41 ▶ Schulterkreisen, Seite 44/45 ▶ Satellitenübung, Seite 46/47 ▶ Schulterzirkel mit Superband, Seite 48/49
Dehnung der Faszien und der verkürzten Muskulatur	▶ Dehnung der Brustmuskulatur im Stehen, Seite 68 ▶ Seitliche Dehnung im Stehen, Seite 74 ▶ Trizepsdehnung, Seite 76

Das Feierabendprogramm – nach langem Sitzen wieder aufrecht werden

Wenn Sie einen Bürojob haben, kennen Sie sicher das Gefühl: Wenn Sie sich abends strecken wollen, fühlt sich der ganze Körper unbeweglich und steif an, und Ihre Haltung ist alles andere als aufrecht. Mithilfe der folgenden Mobilisierungs- und Dehnungsübungen lassen sich Fehlhaltungen korrigieren, und die Kräftigungs- und Stabilisationsübungen für die Rotatorenmanschette und Schulterblattstabilisatoren helfen dabei, Ihre Haltung wieder aufzurichten. Wenn Sie dieses etwa 30-minütige Programm 2- bis 3-mal nach der Arbeit durchführen, wird sich Ihre Haltung deutlich verbessern.

Baustein	Übung
Mobilisation für Schulter und Brustwirbelsäule	▸ Schulterkreisen, Seite 44/45 ▸ Satellitenübung, Seite 46/47 ▸ Rotation aus dem Fersensitz, Seite 52/53 ▸ Strecken über der Faszienrolle, Seite 56/57
Dehnung der Faszien und der verkürzten Muskulatur	▸ Dehnung der Brustmuskulatur mit Superband, Seite 70 ▸ Seitliche Dehnung mit Superband, Seite 75
Stabilisation des Schulterblatts und Kräftigung der Rotatorenmanschette	▸ Serratusstütz, Seite 84/85 ▸ Schulterblattzentrierung mit Superband, Seite 81 ▸ Schulteraußenrotation mit Superband, Seite 90/91 ▸ Rudern mit Superband, Seite 92/93

Das Kräftigungsprogramm für eine starke Schulter

Sie möchten gezielt Ihre Rotatorenmanschette kräftigen und die Schulterblätter stabilisieren? In diesem 20-minütigen Programm sind alle Übungen enthalten, die dafür notwendig sind. Wir empfehlen diese Übungen allerdings nicht im Akutfall bei starken Schmerzen.

Baustein	Übung
Mobilisation für Schulter und Brustwirbelsäule	▶ Schulterkreisen, Seite 44/45 ▶ Satellitenübung, Seite 46/47
Stabilisation des Schulterblatts und Kräftigung der Rotatorenmanschette	▶ Schulterblattstabilisation mit Stab, Seite 77 ▶ Krabbeln, Seite 82/83 ▶ Serratusstütz, Seite 84/85 ▶ Schulteraußenrotation mit Superband, Seite 90/91 ▶ Rudern mit Superband, Seite 92/93

Das Schreibtischprogramm

Nichts ist schlimmer, als stundenlang am Schreibtisch vor dem PC zu sitzen. Mit diesem Kurzprogramm schenken Sie Ihrer Schulter eine kleine Verschnaufpause von der nach vorn gebeugten Haltung. Wenn Sie sich eine kleine Faszienrolle ins Büro legen, können Sie alle Übungen bequem am Schreibtisch und an der Wand ausführen. Dieses 15-minütige Programm eignet sich zur täglichen Durchführung und bei Bedarf auch mehrmals.

Baustein	Übung
Mobilisation für Schulter und Brustwirbelsäule	▶ Hängen, Seite 42/43 ▶ Schulterkreisen, Seite 44/45
Selbstmassage zum Lösen von Verspannungen	▶ Ausrollen der Brustmuskulatur an der Wand, Seite 65
Dehnung der Faszien und der verkürzten Muskulatur	▶ Dehnung der Brustmuskulatur im Stehen, Seite 68 ▶ Dehnung der Brustmuskulatur für Überkopfbewegungen, Seite 73 ▶ Seitliche Dehnung im Stehen, Seite 74 ▶ Trizepsdehnung, Seite 76

Autorenviten

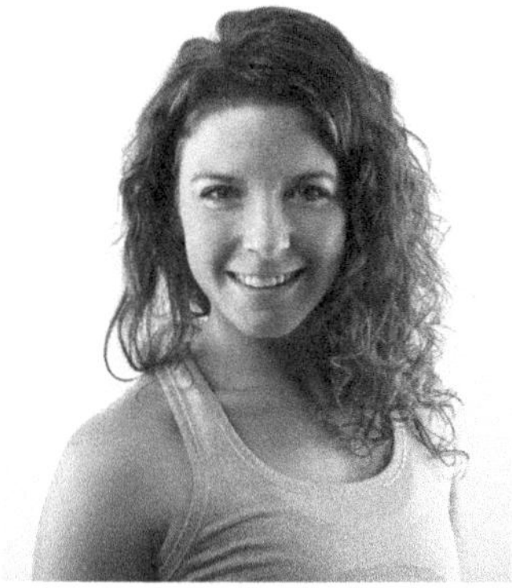

Katharina Brinkmann ist Gründerin von YOU Personal Training. Neben ihrer Tätigkeit als Yogalehrerin und Personal Trainerin ist sie auch im klinischen Bereich als Sporttherapeutin tätig. Zu ihren Schwerpunkten gehören Yoga und Faszientraining, die sie überaus erfolgreich in ihren Büchern *Yoga-Faszientraining* und *Functional Training für Frauen* kombiniert hat.

Nicolai Napolski ist Chefredakteur von www.trainingsworld.com, dem großen deutschen Sportexpertenportal. Als begeistertem Snowboarder, Mountainbiker und Kletterer sind ihm Verletzungen nicht fremd. Er ist Autor mehrerer Bücher, zuletzt von *Ischiasbeschwerden und das Piriformis-Syndrom,* das er zusammen mit der Personal Trainerin Katharina Brinkmann verfasst hat.

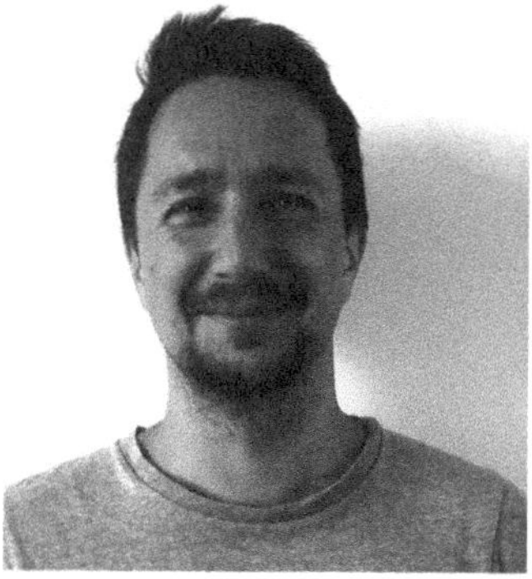

Quellenverzeichnis

1 https://www.trainingsworld.com/sportmedizin/sportverletzung/schulterschmerzen-durch-ueberkopf-bewegungen-1278196

2 http://www.thelancet.com/journals/lancet/article/PIIS0140-6736%2817%2932457-1/fulltext

3 http://www.spiegel.de/gesundheit/diagnose/viele-schulter-operationen-bei-schmerzen-sind-ueberfluessig-a-1179494.html

4 http://www.spiegel.de/gesundheit/diagnose/krankenhaeuser-aerzte-operieren-ohne-medizinische-notwendigkeit-a-1176715.html

5 https://www.aerztezeitung.de/medizin/krankheiten/schmerz/gelenkschmerzen/article/609846/hyaluronsaeure-gelenk-lindert-schulterschmerz.html

6 https://natursubstanzen.com/cissus-der-knochenheiler/

7 http://gelenkexperten.com/arthrosemittel/glucosamin/

8 http://www.medmix.at/natives-olivenoel-oelsaeure-oleuropein-hydroxytyrosol/

Sachregister

Übungsregister

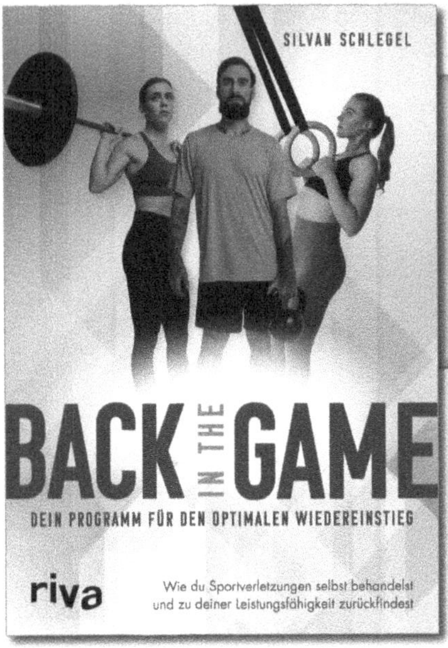

Auch als **E-Book** erhältlich

272 Seiten
24,99 € (D) | 25,70 € (A)
ISBN 978-3-7423-2623-2

Silvan Schlegel

Back in the game – dein Programm für den optimalen Wiedereinstieg

Wie du Sportverletzungen selbst behandelst und zu deiner Leistungsfähigkeit zurückfindest

Verletzungen – jeder Sportler kennt sie, fürchtet sie oder musste sich bereits damit – und dem damit einhergehenden Leistungseinbruch – auseinandersetzen. Der renommierte Sportphysiotherapeut Silvan Schlegel zeigt, wie man mit einfachen und effektiven Übungen Verletzungen effektiv vorgebeugt, Beschwerden selbst behandelt und so wieder voll leistungsfähig werden kann. Anhand der typischen Sportverletzungen erklärt er, wie diese entstehen und welche grundlegenden Muster und Mechanismen dahinterstecken. Insgesamt 75 effektive Übungen und zahlreiche Trainingsprogramme mit dem Fokus auf unterschiedlichen Körperregionen wie Knie, Hüfte, und Wirbelsäule sowie auf Muskel- und Sehnenbeschwerden unterstützen nachhaltig den Heilungsverlauf. So gelingt die bestmögliche Rückkehr zur alten Performance!

riva